股関節の痛みと悩みが消える本

整形外科医 医学博士
宇都宮 啓

日東書院

はじめに

私がYouTubeチャンネル『股関節博士Dr.Jimmy』を開設したのは2023年3月です。おかげさまで、チャンネル登録者数は8000人（2024年9月現在）を超え、1年半ほどの間に200本あまりの動画を公開してきました。

患者さんには一人ひとりに異なった背景があり、治療についての要望は人それぞれです。しかし外来では時間が限られており、医師として必ず伝えるべき情報を説明することに重点が置かれてしまいがちです。本来ならばもっとご本人の困っていること、希望をよく聞き、一緒にじっくり治療方針を考えたいのに……。股関節外来で患者さんと接しながら、このようなジレンマを抱えて診療をしてきました。また、ネット検索では患者さんがほしい情報がなかなか得られないという声もよく聞いていました。股関節鏡手術を執刀させてもらった患者さんから、術後に「こんなにいい手術なら早く知って早く受けたかった」といっていただいたことも枚挙にいとまがありません。

このチャンネルを開設した一番の目的は、患者さんが〝必要と思う情報〟について、正しい医療知識をもってもらいたいということでした。よくある症例について解説するほか、日常生活で気をつけていただきたいこと、痛みの予防や関節温存のためのトレーニングの紹介など、わかりやすく実用的な動画を公開することを心がけています。「股関節の痛みが続いているけれど大丈夫かな？」とか「変形性股関節症って何だろう？」などと思ったときに気軽にアクセスして、ご自分の症状と照らし合わせて参考にしていただければと思います。

視聴者の方からご質問や感想をいただくことも増えており、感想のコメントは本当にありがたく、毎回楽しみに拝見しています。ご質問すべてにはお答えできないのが心苦しいのですが、なるべく今後の動画の内容に反映させていきたいと思っています。また、実際に診察しないとわからないことも多く、できるだけ参考になりそうな情報を提供したいのですが、視聴者の方の認識と違う可能性もあり、無責任なことはいえないということもあります。まずは整形外科で診るべき病気に当てはまるのかどうか、というところから考えなければなりません。股関節周辺に痛みや違和感があっても、その原因は別の場所にあることもあります。逆に、腰や膝の痛みやお尻や足の裏のしびれの原因が股関節にあることもあります。一見、無関係のように見える痛みや不調は、双方向に影響し合っている別の部位にある場合が少なくないので注意が必要です。

また、股関節痛とは関係なさそうなまったく別の部位にがんが隠れていたり、婦人科系の病気が原因だったりするようなこともあり、そのようなケースでは受診するべき科が異なるうえ、命にも関わる可能性があります。そこで私たちは、一つひとつの可能性を考えて、徐々に絞っていきながら見極めていくわけです。

近年では自宅にいながら医師の診察を受けられる「オンライン診療」のサービスも増えてきました。しかし、便利なようでいて、これにはデメリットもあります。特に整形外科の領域では、直に診療するなかで得られる理学所見が最も重要です。また、基本的に画像検査が欠かせません。ケガをしたときも、早めに病院で適切な処置を受けたほうがよい場合が多いといえます。

変形性股関節症の初期段階では痛みを感じないことも多く、痛みを感じ始めたときにはかなり進行している方もいます。ちょっとした違和感でも気になるようなら、一度、整形外科を受診して検査を受けると安心です。私自身、軽い段階で損傷を見つけて、悪化しないようにすることが仕事だと思っています。実際に診療できる患者さんの数も限られていますが、外来で動画を活用するなど試行錯誤しながら、臨床研究活動、そして動画の配信を続けていきたいと考えています。

患者さんのなかにはYouTubeなどの動画を気軽に見られる環境にない方もおられるほか、「一度見た内容を再度確認したいけれど探すのが大変」「動画を見るより、本を読むほうがわかりやすい」といった声もあり、このたび一冊の本としてまとめさせていただくことになりました。編集担当の栗栖様、ライターの戸田様をはじめ、本書の制作に携わっていただいた皆様に厚くお礼申し上げます。

本書が股関節の不調が気になり始めた方、すでにある程度の期間にわたって股関節の悩みをもち続けている方たちにとって、痛みの改善や悪化の予防に役立ち、股関節の健康を保つためのお手伝いになれば幸いです。

Dr.Jimmy こと　宇都宮 啓

目次

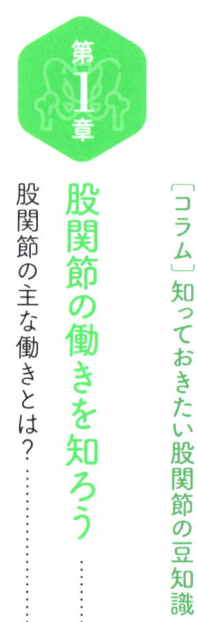

第2章

股関節の代表的な病気・障害

第3章

医療機関を上手に受診しよう

第4章

誰でもできるJimmy流エクササイズ

第5章

第6章

プロローグ

あなたの股関節は危険領域ではありませんか？

「股関節の痛みや違和感が続いているけれど大丈夫かな？」最近、そんなふうに感じることはありませんか？ まずは自分の股関節の状態をチェックしてみましょう。

簡単な自己診断テストです。下記の項目のうち、当てはまるものにチェックマークをつけてみてください。

- □ 腰や膝、足首などに痛みがある
- □ 膝が重く感じることが多い
- □ 痛みが気になってほかのことに集中できない
- □ 痛みのために外出や旅行をあきらめたことがある
- □ 股関節に負担の大きいスポーツや運動をしている（していた）
- □ 股関節やその周囲にケガをしたことがある
- □ ステロイドを使用する病気にかかったことがある
- □ 家族や親戚に股関節の病気を抱えている人がいる
- □ 幼児期に股関節脱臼をしたことがある

ここがポイント！

チェック項目が多い人ほど、股関節の病気の疑いが強くなります。
チェック項目が少なくても、気になる症状が続いていれば要注意。
詳しくは、次のページで解説します。

あなたの股関節は大丈夫？

〜股関節の症状 セルフチェックリスト〜

□ ふとしたときに股関節に違和感がある

□ 立ちあがったときや歩き始めたときに股関節が痛む

□ 10〜15 分くらい歩くと脚がだるくなる

□ 安静にしていても痛みがある

□ 寝ている間に痛みで目が覚めることがある

□ 歩くときに体が左右に揺れる

□ ズボンの丈の長さが左右で合わなくなった

□ 階段や段差が上がりづらい

□ あぐらをかくことができない

□ 以前より股関節の動く範囲が狭くなった

□ 靴下を履く、足の爪を切るなどの動作がしにくい足首などに痛みが生じやすくなります。また、歩き方にも影響が出て、膝に負担がかかります。

「痛みが気になってほかのことに集中できない」「痛みのために外出や旅行をあきらめたことがある」というように仕事や普段の活動に影響が及んでいる場合、痛みを抑える治療法があるため、我慢せずに一日も早く受診してほしいと思います。

「股関節に負担の大きいスポーツや運動をしている（していた）」「股関節やその周囲にケガをしたことがある」という人は変形性股関節症に至りやすく、「ステロイドを使用する病気にかかったことがある」という人は、特発性大腿骨壊死症になりやすいことがわかっています。

見逃せないのが遺伝的・先天的な要因で、「家族や親戚に股関節の病気を抱えている人がいる」という場合、同様のリスクが高くなります。「幼児期に股関節脱臼をしたことがある」という人も大人になってから変形性股関節症になることが多いため、注意が必要です。

知らず知らずのうちに股関節が消耗して、痛みが出たり可動域が制限されたりすると、生活に大きな支障が出るようになります。痛みの強さと進行度は必ずしも比例しないため、一般的には日常生活でどのくらい困っているかを考慮しながら治療方針を決めていきます。詳しい診断は、医療機関を受診して医師にご確認ください。

どの項目にチェックマークがつきましたか？

「股関節の症状 セルフチェックリスト」の結果はいかがでしたか？　どれも外来を訪れる患者さんがよく訴える症状ですが、項目ごとに簡単な説明をします。

「ふとしたときに股関節に違和感がある」「立ちあがったときや歩き始めたときに股関節が痛む」「10～15分くらい歩くと脚がだるくなる」は、軟骨が減少してきた初期症状かもしれません。

「安静にしていても痛みがある」「寝ている間に痛みで目が覚めることがある」という症状は炎症があるときに見られ、軟骨の損傷が進行している可能性があります。

「歩くときに体が左右に揺れる」「ズボンの丈の長さが左右で合わなくなった」は、脚長差によるもので、股関節が変形すると左右の脚の長さに違いが出てくるためと考えられます。

「階段や段差が上がりづらい」「あぐらをかくことができない」「以前より股関節の動く範囲が狭くなった」「靴下を履く、足の爪を切るなどの動作がしにくい」は、可動域制限によるものです。当たり前にできていたことが難しくなると、不便なうえストレスにもなります。

「腰や膝、足首などに痛みがある」「膝が重く感じることが多い」は、隣接する関節への影響が疑われます。股関節に障害が起こると、腰や膝、

初回外来受診

Q. 病気はどのくらい進行しているといわれましたか？

A. レントゲンの画像上では「骨には異常がない」という状態（グレード0or1）
B. 「骨にはほとんど異常がない」また「関節の隙間が少し狭い」などという状態（グレード2）
C. 「骨に明らかな変形がある」「関節の隙間がだいぶ狭くなっている」「骨盤の受け皿の部分に棘ができている」「関節内に炎症がある」などという状態（グレード3）

B

2〜3カ月に1回程度の通院

個人差がありますが、痛みが強くなってくることもあります。「Hip3」を中心とした保存療法を行いながら、痛みがある場合は薬物療法なども併用して、日常生活に影響が出ないようにします。

効果なし

A

半年に1回程度の通院

股関節の損傷は軽度で、痛みもそれほど強くないことが多いです。「Hip3」を中心とした保存療法をできるだけ積極的に行いましょう。うまくいけば、症状が改善され進行を食い止められることもあります。

効果なし

Q.スポーツや運動への復帰を希望していますか？

A. はい。本格的にスポーツや運動を行いたい
B. いいえ。軽い運動はしたいが、日常生活に支障がなければよい

B

効果あり

保存療法を継続※

これ以上悪化しないよう「Hip3」などの保存療法を習慣にして続けましょう。

A

関節温存手術を検討

自分の関節を残す「骨切り術」や「股関節鏡視下手術」の適応となる可能性があります。短期的には人工関節にするより長いリハビリが必要ですが、自身の関節を温存できる方法でスポーツ復帰を目指すことにはさまざまなメリットがあります。

※8割以上の患者さんは保存療法で股関節機能の維持、または改善ができています。

手術〜リハビリ

▶「Hip3」については90〜91ページを参照ください

治療選択のフローチャート

股関節の痛みで受診すると、進行度に合わせて治療方針を決めていきます。主にどのような流れで治療が行われるのかを見ていきましょう。一人ひとりの状態によって、また患者さん本人の希望によって、治療法は選択できます。医師とよく相談して、納得がいくまで検討して決めてください。

C

1カ月に1回程度の通院

痛みがかなり強くなり、安定性も悪くなって、以前はできていたことが難しくなってきます。股関節に負担のかかる動作は避け、痛みとうまく付き合えるように薬物療法も行いながら「Hip3」などの保存療法を無理せずに行いましょう。

効果なし

効果あり

効果あり

保存療法を継続※

（将来的には人工股関節も選択肢に）

痛みの程度に波があり、痛かったり痛くなかったりするかもしれません。保存療法を続けて様子を見ながら、徐々に悪化しているようなら人工股関節に置き換える手術も検討していきましょう。

効果なし

効果あり

継続

人工股関節置換術を検討

痛みが強い、可動域が狭くなるなど、生活への支障が大きくなってきます。変形の悪化や筋力の低下が進まないうちに手術を受けることで、早期に日常生活への復帰がしやすくなります。

復帰

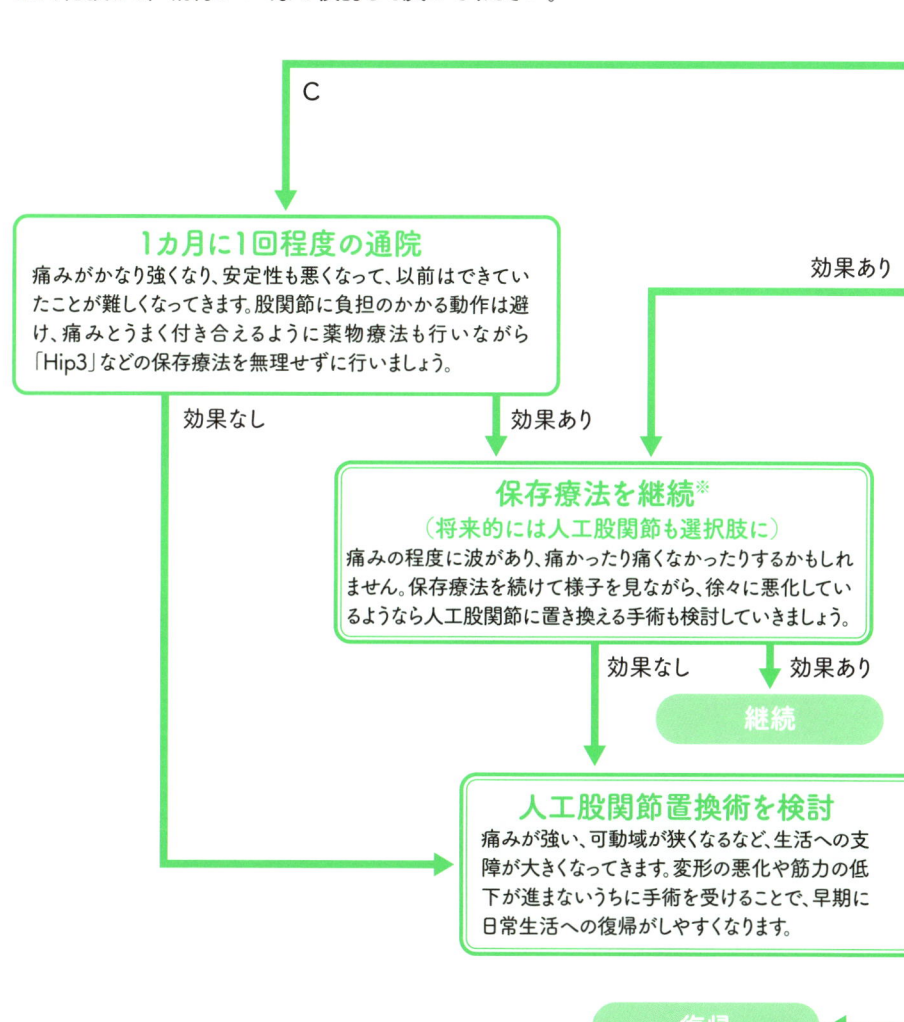

Column

知っておきたい股関節の豆知識 01

腰痛と股関節痛は間違いやすい？

痛みや違和感は、異常が発生した箇所に起こるとは限りません。そのため、原因がどこにあるのかわかりにくいことがあります。特に間違われやすいのが、股関節と腰の痛みです。もともと股関節と腰は、協力してバランスを取りながら機能しています。どちらかに障害が起こると、他方にもその影響が波及しやすく、両者には切っても切れない関係性があるのです。

外来を訪れる患者さんが痛みを訴える場所や範囲は、一人ひとり違います。患者さん本人も股関節痛と腰痛を間違うことがあり、原因や病気を推測することはなかなか難しいといえます。一般的な検査を行うだけでは、専門家にも股関節痛なのか腰痛なのかの診断が難しいことがあります。

腰痛を繰り返している人は、腰ではなく股関節に問題がある可能性も少なくありません。腰痛を伴う股関節の病気には、FAI・股関節唇損傷や変形性股関節症をはじめ、梨状筋症候群、仙腸関節の機能障害なども挙げられます。

原因を明らかにして進行を防ぐためにも、長引く痛みがあれば一度、整形外科で精査してもらったほうがよいでしょう。股関節の運動機能を改善させることで、腰痛も解消されることがよくあります。

第1章

股関節の働きを知ろう

体のなかで重要な役割をもつ股関節。ところが、ふだんからその働きを十分に理解している人は少ないようです。なぜ股関節の機能を保つことが必要なのかを見ていきましょう。

股関節の主な働きとは？

股関節は骨盤の左右にある

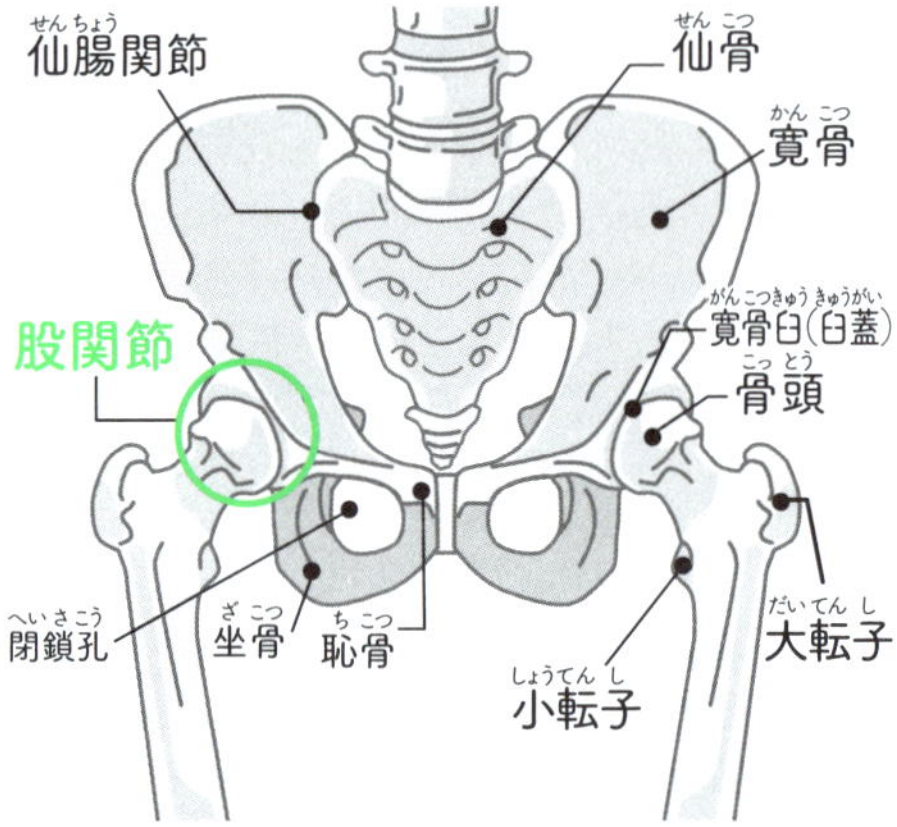
仙腸《せんちょう》関節
仙骨《せんこつ》
寛骨《かんこつ》
寛骨臼《がんこつきゅう》(臼蓋《きゅうがい》)
骨頭《こっとう》
股関節
大転子《だいてんし》
閉鎖孔《へいさこう》
坐骨《ざこつ》
恥骨《ちこつ》
小転子《しょうてんし》

股関節は骨盤の左右にあり、胴体と両脚をつなぐ大切な関節です。股関節は人体に200個以上ある関節のなかで、最大の関節として体重を支えています。**股関節には両脚で静かに立っているだけで体重の30～40%の負荷がかかり、普通に歩くだけでも体重の3～4倍の負荷がかかるといわれています。**重い荷物をもったり、激しい動きをしたりすると、さらに股関節を酷使することになります。この力を支えられるよう、股関節には靭帯や筋肉が数多く付着しています。多くの筋肉や腱などで全体をおおわれているため、それらの軟部組織と協調しあって安定性を保ったまま動かせるのです。

股関節の運動に関与する筋肉は20個以上もあり、直立二足歩行の私たち人間がふだんから行っている「歩く」「立つ」「座る」などの基本的な動作をはじめ、スポーツを行うときの「スタート」「ストップ」「ダッシュ」「ジャンプ」や方向転換、回転といった動作まで、あらゆる動作において重要な役割を担っています。

股関節は最も強力で重要な関節であるにもかかわらず、意識しにくい部位でもあります。体の深部に位置していて直接見たり触れたりすることができないため、じつは股関節の正確な位置を勘違いされている人も多いのです。右の図で確認して、股関節を動かしていることを意識しながら歩いたりストレッチをしてみてください。

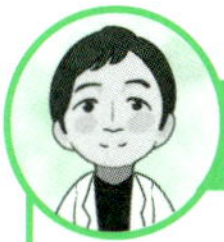

Jimmy's CHECK!

股関節の痛みや不調を放置するとパフォーマンス低下やケガを招く

股関節に痛みや違和感、動きの悪さといった不調が生じると、歩行や運動が難しくなるのはもちろん、日常生活に大きな支障が出てしまう可能性があります。スポーツにおいても、パフォーマンスの低下やケガのリスクにつながってしまいます。今日からできるトレーニングを始めましょう!

股関節の構造としくみを知ろう

股関節の構造

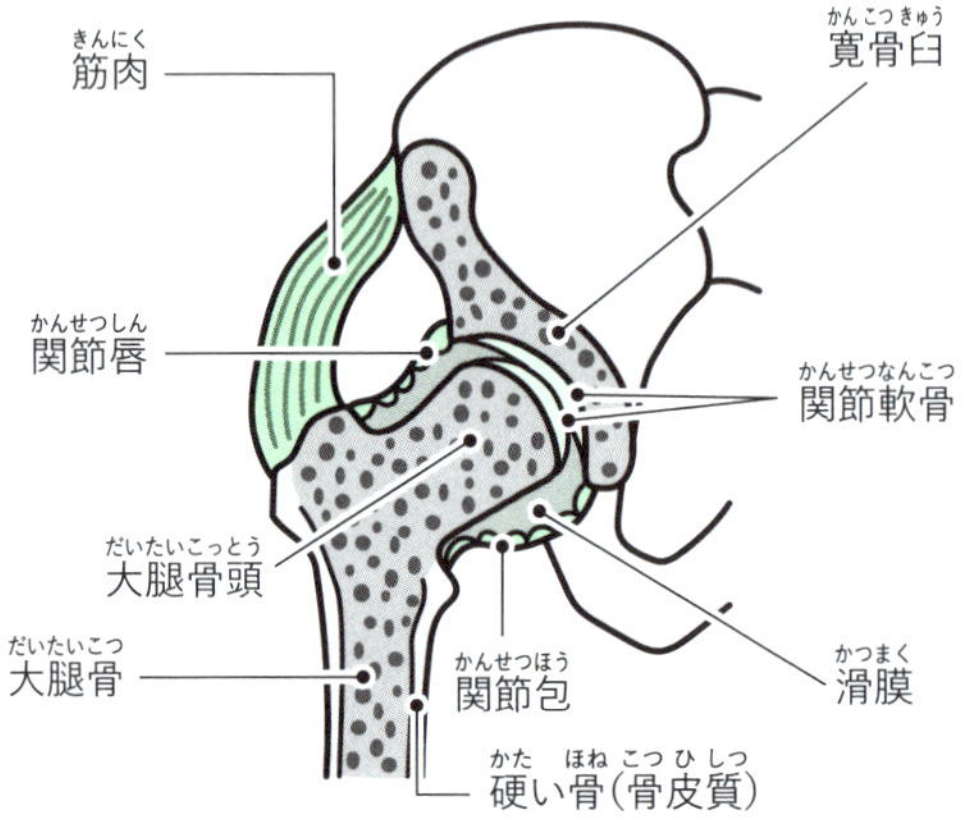
筋肉《きんにく》
寛骨臼《かんこつきゅう》
関節唇《かんせつしん》
関節軟骨《かんせつなんこつ》
大腿骨頭《だいたいこっとう》
大腿骨《だいたいこつ》
関節包《かんせつほう》
滑膜《かつまく》
硬《かた》い骨《ほね》(骨皮質《こつひしつ》)

股関節は、大腿骨の先端にあるボールのような形をした「大腿骨頭」と、骨盤側で骨頭の受け皿になる深いお椀のような形をした「寛骨臼」からなる球関節です。**股関節は自由度の高い球関節であるため、人間の脚は前後左右さまざまな方向に動かすことができます。**同じ球関節でも肩関節は格段に広い可動域をもっていますが、全身の関節のなかで最も不安定で脱臼しやすい関節です。一方、股関節は肩関節より可動域が狭いですが、安定性が高く脱臼することはめったにありません。

正常な股関節は、大腿骨頭と寛骨臼の表面が厚さ2～4㎜ほどの「関節軟骨」におおわれています。関節軟骨は関節を痛みなくスムーズに動かすのを助け、硬い骨どうしが直接ぶつかるのを防ぐクッションの役割をしています。寛骨臼の縁にある「関節唇」という軟骨は、大腿骨頭を安定させています。また、股関節の周囲は「関節包」という柔軟性のある袋状のものに包まれていて、3つの靭帯（恥骨大腿靭帯、腸骨大腿靭帯、坐骨大腿靭帯）で強固に固定されています。関節包の内側は「滑膜」から分泌されている「関節液（滑液）」という透明で粘り気のある液体で満たされています。関節液は、関節の動きを滑らかにしたり関節にかかる圧力を分散させたりして関節内で潤滑油の役目を果たすほか、関節軟骨に栄養を届け、老廃物を運搬する働きもあります。

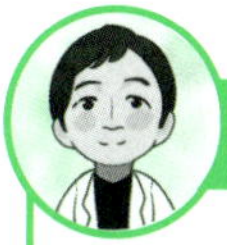

Jimmy's CHECK!

弾力のある軟骨組織に守られた股関節
だが軟骨は摩耗してしまうと再生できない！

股関節は大腿骨の付け根側にある大腿骨頭が骨盤の寛骨臼という部分にはまり、軟骨と関節液の働きによって滑らかに動くようにできています。しかし、股関節には大きな負荷がかかり軟骨がすり減ったり傷ついたりしても再生できないため、徐々に変形していき、痛みを引き起こします。

股関節の動きと可動域

股関節の可動域

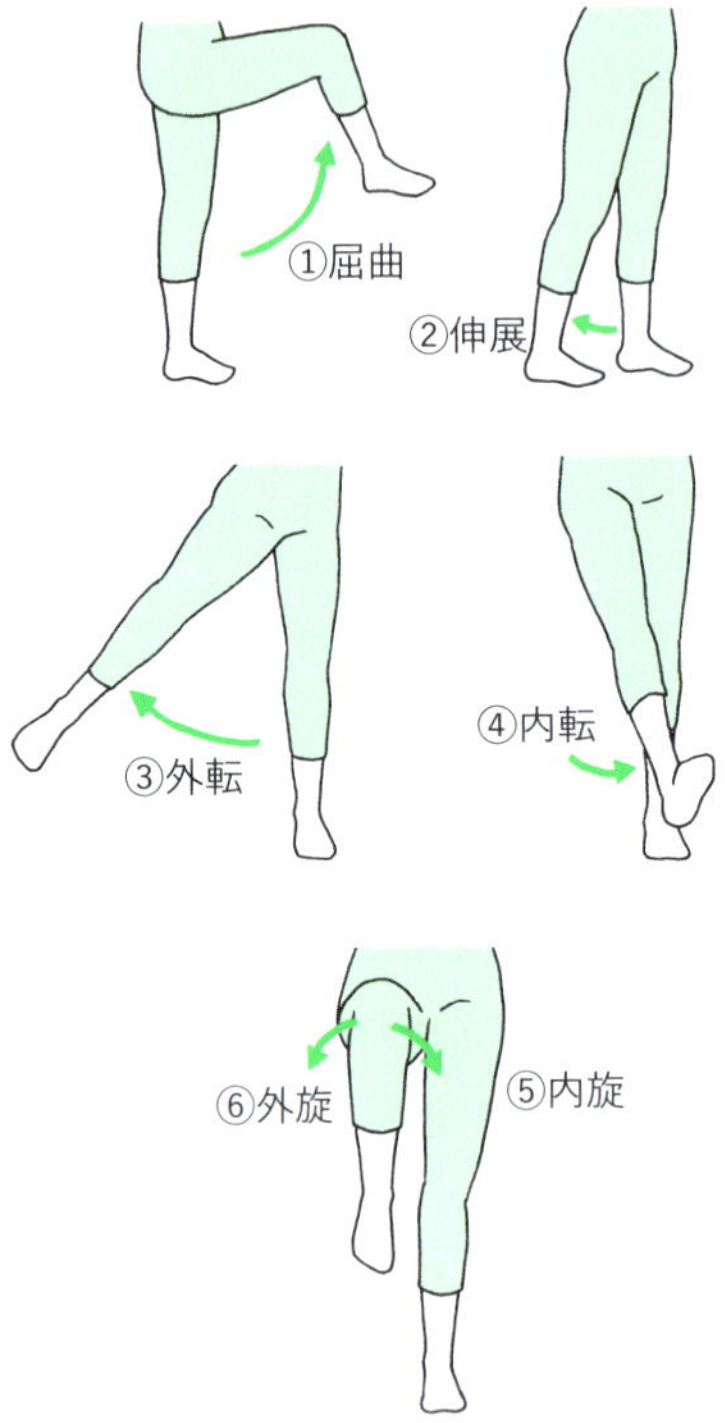

	動き	正常な可動域
①屈曲	太ももを持ち上げて、脚を前に出す動き	約120度
②伸展	脚を後ろに反らす動き	約15度
③外転	股関節を起点に脚を横向きに開く動き	約45度
④内転	股関節を起点に脚を内側方向に閉じる動き	約20度
⑤内旋	太ももを内側にひねる動き	約45度
⑥外旋	太ももを外側にひねる動き	約45度

股関節はボール状の球関節であるため、両脚を上下左右に動かすことができます。脚を伸ばしたり曲げたりといった基本動作に加えて、内外や左右にひねったり開閉したりと複雑な動きが可能です。

股関節には大きく6つの動きがあり**（右ページ参照）****、日常生活はこれらの基本的な動きを組み合わせて行っています。**

股関節の可動域には、骨盤の動きが一定の角度を占めています。屈曲の動きの120度のうち股関節そのものの動きは90度で、骨盤の動きが約30度を占めているのです。たとえば、バレリーナのY字バランスは、骨盤がぐーっと動いているからできるわけです。股関節を動かすときには、骨盤も連動すると負担がかかりにくくなります。股関節に合わせてしっかり骨盤が動いているかをチェックしましょう。

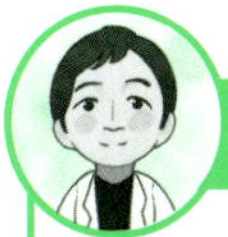

Jimmy's CHECK!

関節の可動域は大きいほうがいい？メリットとデメリットについて

関節の可動域には個人差があります。遺伝や運動経験、筋肉の硬さなどが関節の可動域を決める要素となり、体の使い方がかたよっていると筋肉が硬くなる可能性があります。可動域が大きい人に向いているスポーツもありますが、関節が柔らかすぎてもケガをしやすくなることがあります。

股関節を取り囲んでいる筋肉は？

球関節である股関節は動かせる範囲が広く、立体的で複雑な動きができるという特徴があります。それだけに関わっている筋肉の数も多く、股関節のまわりを取り囲んでいる筋肉の数は大小合わせて20以上にも及びます。**主なものに、腰から大腿骨までつながっている腸腰筋《ちょうようきん》、太ももの前側の大腿四頭筋《だいたいしとうきん》、太ももの後ろ側のハムストリングス、内腿《うちもも》の内転筋群、お尻の大臀筋《だいでんきん》などがあります。このうち、インナーマッスルにあたるのは「腸腰筋」「小殿筋《しょうでんきん》」「内閉鎖筋《ないへいさきん》」「外閉鎖筋《がいへいさきん》」です。**

インナーマッスルである腸腰筋は太ももを引き上げ、前かがみになる、しゃがむなど股関節を前に曲げる動作（屈曲）に関わる筋肉です。太ももの大腿四頭筋は股関節を前に曲げる動作（屈曲）に、ハムストリングスは股関節を後ろに動かす動作（伸展）に、内転筋群は股関節を内側に動かす動作（内転）に機能しています。お尻の筋

股関節周辺の筋肉

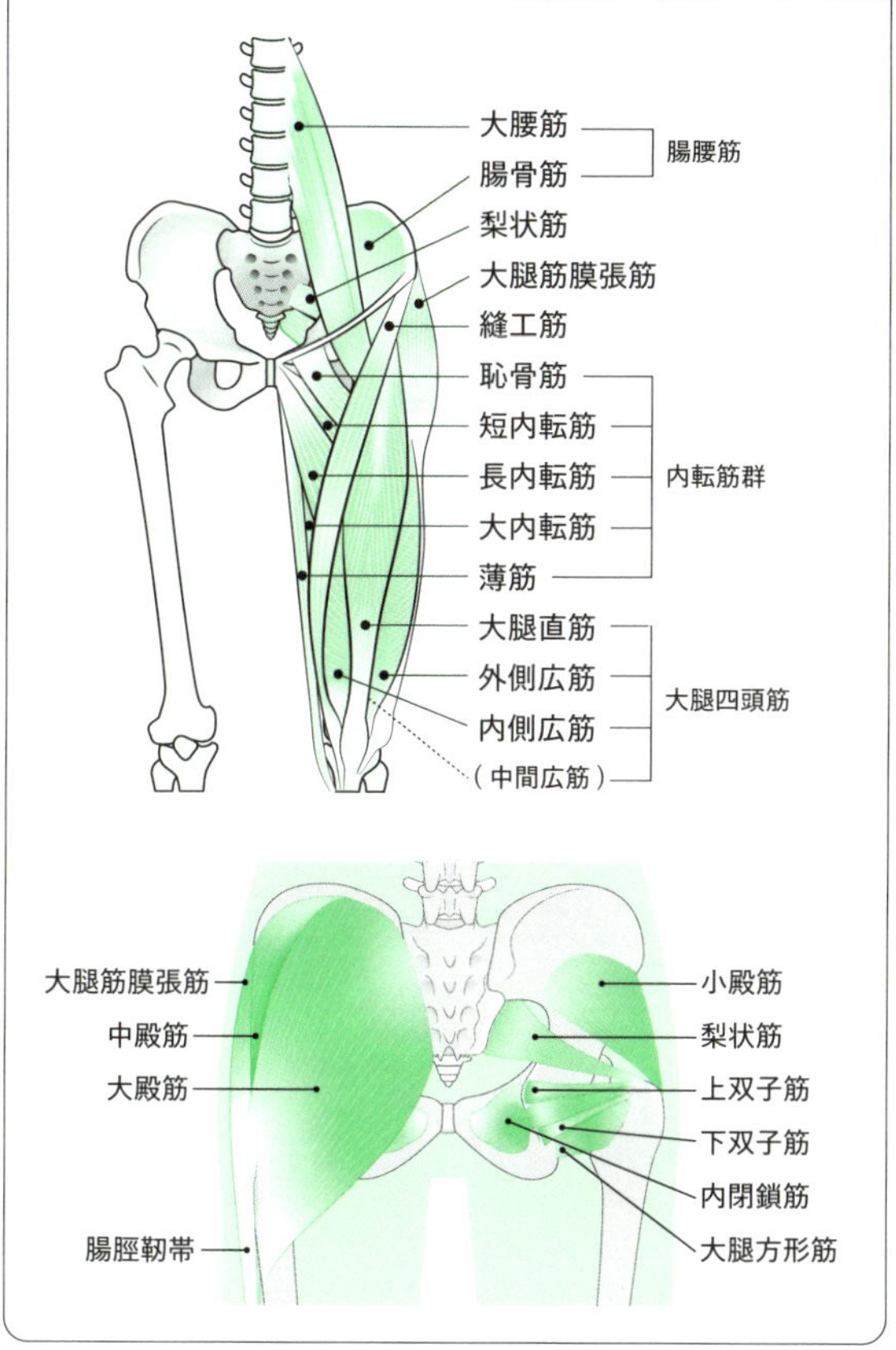
大腰筋
腸骨筋
腸腰筋
梨状筋
大腿筋膜張筋
縫工筋
恥骨筋
短内転筋
長内転筋
大内転筋
薄筋
内転筋群
大腿直筋
外側広筋
内側広筋
（中間広筋）
大腿四頭筋
大腿筋膜張筋
中殿筋
大殿筋
腸脛靭帯
小殿筋
梨状筋
上双子筋
下双子筋
内閉鎖筋
大腿方形筋

肉は、走ったりジャンプしたりするとき股関節を後ろに動かす動作（伸展）や、内側や外側に回す動作（内旋・外旋）に関与します。また骨盤がぐらつかないように支える働きもあります。

全身の筋肉の約3分の2は下半身にありますが、その大半は股関節に何らかの形で関わっているといえます。股関節の機能を維持するためには、股関節まわりの筋肉をバランスよく鍛えることが大切です。

日本人特有の課題である寛骨臼形成不全

寛骨臼形成不全の状態

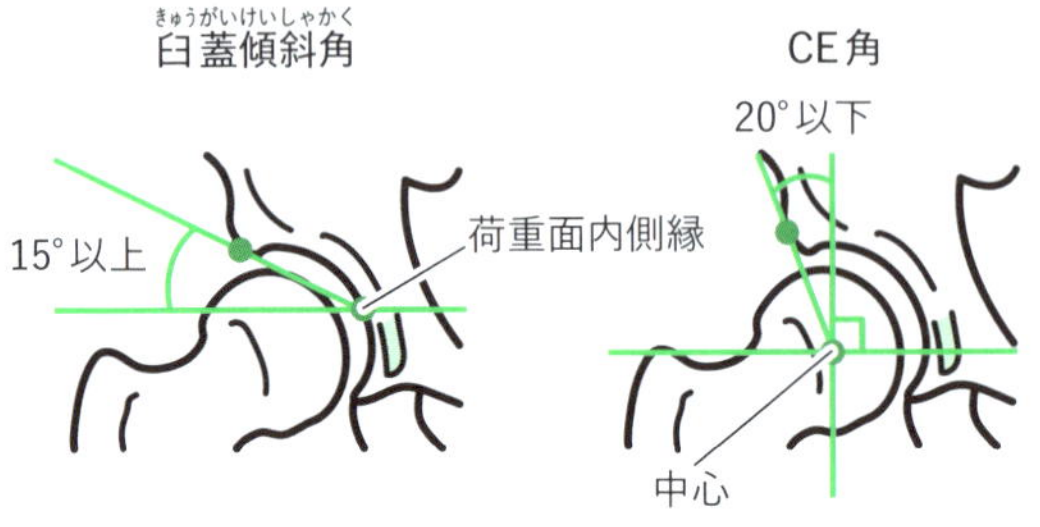

寛骨臼形成不全《かんこつきゅうけいせいふぜん》は臼蓋形成不全《きゅうがいけいせいふぜん》ともいわれ、欧米では多くありませんが、アジア人、特に日本人に多い発育不全です。**寛骨臼形成不全の人の割合はアメリカでは0・01%に対して日本では7～15%というデータがあります。**日本では股関節の痛みで整形外科を受診した人の60～80%が寛骨臼形成不全だったとの研究もあります。

股関節のかぶりの深さを調べたとき、CE角（大腿骨頭の中心と寛骨臼の縁を結んだ線の角度）が25～40度だと正常、20～25度だと境界型、20度以下だと寛骨臼形成不全と診断されます。また、臼蓋《きゅうがい》傾斜角（荷重面内側縁とよばれる部分と寛骨臼の縁を結んだ線の角度）が15度以上ということも寛骨臼形成不全の診断基準の一つです。

寛骨臼形成不全があると軟骨が傷みやすく、軟骨損傷のリスクは一般の人の4倍ともいわれています。股関節が浅いため抜けそうになった軟骨が引きちぎられて股関節の軟骨損傷が起こる、というメカニズムもわかってきました。寛骨臼形成不全の原因としては、遺伝的要因、子宮内での胎位異常（逆子など）、乳児期のおむつの当て方などが考えられ、患者さんの約8割が女性です。**発症時期は40～50代が多く、年齢とともに軟骨がすり減って「変形性股関節症」に至る可能性が高くなります。**寛骨臼形成不全の人は、腸腰筋がしっかり使えるようにして股関節を安定させることが大事です。

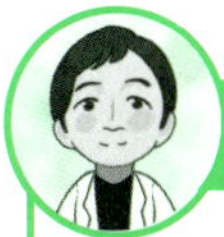

Jimmy's CHECK!

寛骨臼のかぶりが浅いことによる可動域の広さは“才能の一つ”

寛骨臼のかぶりが浅いことは、悪いことばかりではありません。かぶりが浅いからこそ広い可動域をもっていることもあり、これは“才能の一つ”ともいえます。寛骨臼形成不全がある人は、可動域を生かすことで優秀なアスリートやバレリーナとして大成しやすい場合もあるのです。

Column

知っておきたい
股関節の豆知識
02

常に大きな負荷がかかっている股関節

関節は骨と骨が連結する部分で、体をスムーズに動かす役割を果たしています。人体には、肩と股関節のように前後、上下、左右の方向に動かせる「球関節」、ひじや膝などの曲げ伸ばしを行う「蝶番《ちょうつがい》関節」、首などにあり左右に回すことのできる「車軸関節」、手首にあり前後左右に動かせる「楕円関節」、親指の付け根などにあり、つまんだりつかんだりする動きに関与する「鞍《あん》関節」など、さまざまな造りの関節が備わっています。

人体にある関節の数は200個以上で、立ったり歩いたり道具を使ったりといった日常動作はすべて、これらの関節を動かして行っています。私たちは１日にトータルで約10万回も関節を動かしているといわれ、関節はそれだけ酷使しても耐えられる丈夫な構造をしています。

しかし、股関節、膝関節、足関節など体重のかかる「荷重関節」は、肩関節、ひじ関節、手関節など体重のかからない「非荷重関節」に比べると常に大きな負荷がかかっているため、痛みが出やすくなります。軟骨がすり減ることが主な原因となって関節の変形が起こる変形性関節症は、最も多い部位は膝で、次が股関節です。膝と股関節の変形性関節症は世界に3億人、日本にも1000万人以上の患者さんがいるといわれています。

第2章

股関節の代表的な病気・障害

ひとくちに「股関節の病気」といっても種類はさまざまで、原因や症状もそれぞれ異なります。起こりがちな障害も含め、具体的な病気の数々を紹介していきます。

股関節が痛む原因にはどんなものがある？

股関節の病気は決して珍しいものではありません。私が医師になって、整形外科のこの領域を選んだのも、困っている患者さんがたくさんいたからです。

股関節の痛みはさまざまな原因で起きますが、「股関節痛」を主に訴えて医療機関を受診した患者さんを調べた研究によると、**軟骨がすり減り、関節が変形していく「変形性股関節症」が全体の6割近くを占めています。**それに続くのが「股《こ》関《かん》節《せつ》唇《しん》損《そん》傷《しょう》」「股関節インピンジメント症候群」「大腿骨頭壊死《だいたいこっとうえし》」です。**患者数の男女比を見ると、女性の割合がかなり高いですが、これは男女で骨盤の形状が違い、女性は男性よりも寛骨臼形成不全《かんこつきゅうけいせいふぜん》の人が多く、関節にかかる負担が大きくなるためとも考えられます。**

股関節の病気や障害、ケガは性別や年齢などによって起こりやすいものが異なります。次のページから主な症例を解説しますが、「変形性股関節症」は40~50代以上の女性に多く、寛骨臼形成不全の人がなりやすいという特徴があります。

「特発性大腿骨頭壊死」は男性にやや多く、ステロイドやアルコールに因果関係があるといわれており、「関節リウマチ（リウマチ性股関節症）」は30~50代の女性に発症しやすく、「大腿骨頸《だいたいこっけい》部《ぶ》骨折《こっせつ》」は70代以上の高齢女性に、「グロインペイン症候群」はサッカーなどのスポーツをしている若い男性に多いといった具合です。

また、**股関節の損傷は気づきにくく、何年もかけてゆっくり進行していき、痛みを感じるようになったときには、かなり進んでいるというケースも多いです。**子ども特有の股関節の病気である「ペルテス病」や「大腿骨頭《だいたいこっとう》すべり症」も変形性股関節症の原因となることがあります。これらは子どもを対象とした小児整形外科で対応します。

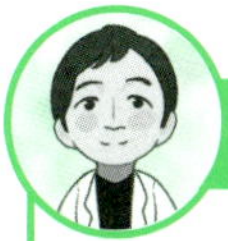

Jimmy's CHECK!

大切な役割を果たしていても意識しにくい股関節

たくさんある関節のなかでも、股関節は意識しにくい関節の代表格です。また、股関節が悪いのに、腰部椎間板ヘルニアや坐骨神経痛などと思い込んでいるケースがよく見られます。長い間、治療を受けていても症状がよくならない場合は、股関節の可能性を疑って調べてみることも大切です。

変形性股関節症

変形性《へんけいせい》股《こ》関節症《かんせつしょう》は最もよく見られる股関節の病気で、国内の有病率は100万人以上と推計されています。変形性股関節症になるまでには、①機能障害→②股関節唇損傷→③軟骨損傷→④変形性股関節症、という流れがあります。まず、股関節にトラブル（機能障害）があって、それが続くと股関節の軟骨のなかの一部分である股関節唇が損傷した状態になります。そして股関節唇損傷が進むと、関節の表面をコーティングしている軟骨が傷ついて、軟骨損傷が起こります。軟骨損傷が起こると、最終的に変形性股関節症が起こるというわけです。

加齢や関節の使いすぎなどによって起こるとされながら、原因がよくわかっていなかった「一次性変形性股関節症」と、明らかな骨格異常が原因で起こる「二次性変形性股関節症」があります。二次性変形性股関節症の人の多くは、生まれつき寛骨臼の

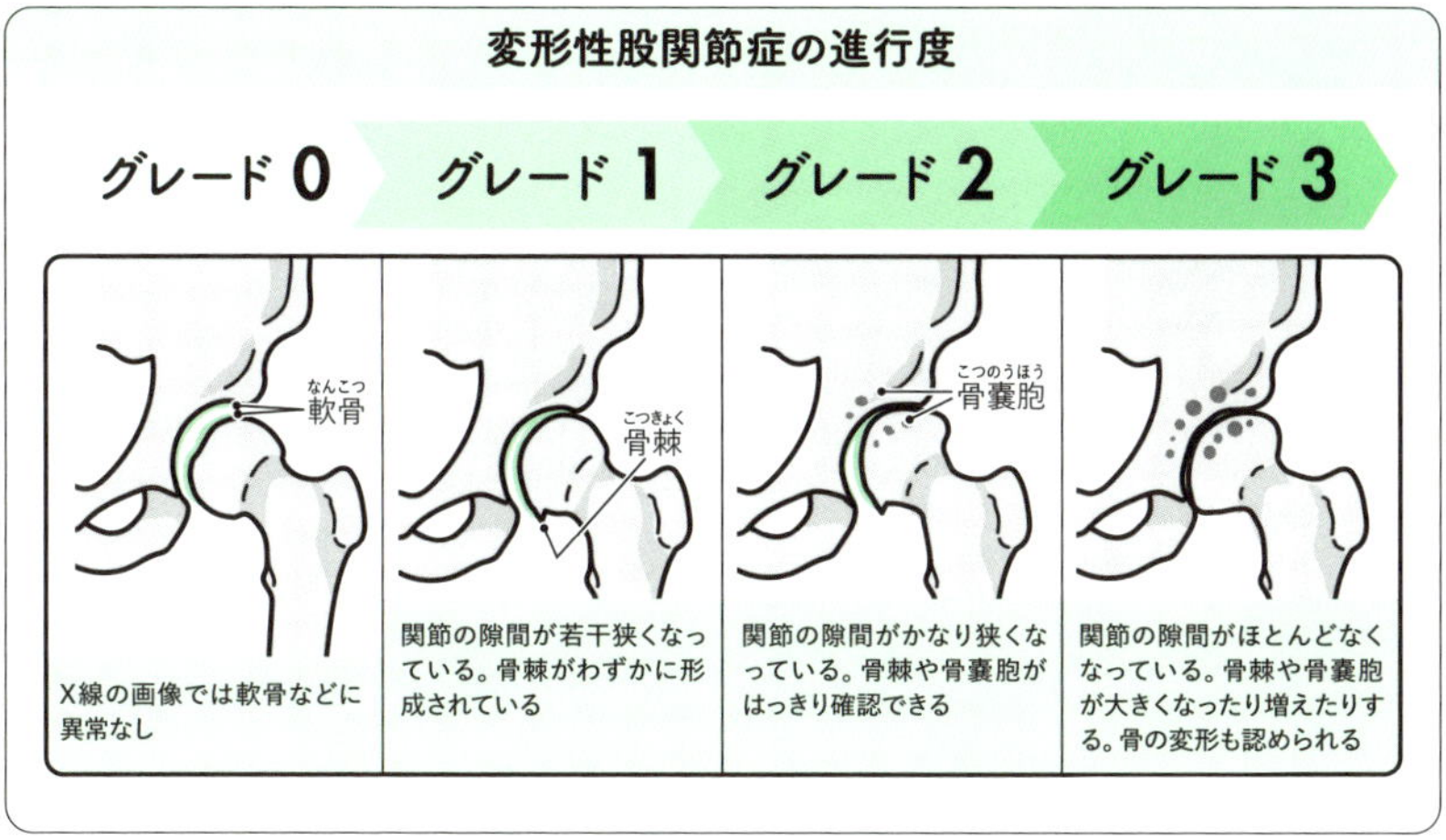
変形性股関節症の進行度
グレード 0
グレード 1
グレード 2
グレード 3
軟骨《なんこつ》
骨棘《こつきょく》
骨嚢胞《こつのうほう》
X線の画像では軟骨などに異常なし
関節の隙間が若干狭くなっている。骨棘がわずかに形成されている
関節の隙間がかなり狭くなっている。骨棘や骨嚢胞がはっきり確認できる
関節の隙間がほとんどなくなっている。骨棘や骨嚢胞が大きくなったり増えたりする。骨の変形も認められる

受け皿が浅い「寛骨臼形成不全」です。寛骨臼が浅いと、大腿骨頭を十分におおうことができないため、関節軟骨の狭い範囲に負担が集中します。すると、その部分の軟骨がすり減ってしまうために、大腿骨の球の部分（大腿骨頭）と骨盤の受け皿の部分（寛骨臼）の骨同士がぶつかるようになって痛みが起こります。ほかの二次性変形性股関節症の原因としては「大腿骨頭すべり症」「ペルテス病」などが挙げられます。

変形性股関節症の主な症状は、股関節の痛みと可動域の制限です。初期のうちは、歩き始めや立ち上がるときに痛みを感じますが、進行すると痛みが強くなり、安静時にも痛みを感じるようになります。痛みがあると関節内や骨内に炎症や出血が起こり、それを治そうとするときに「骨嚢腫《こつのうしゅ》」とよばれる骨のなかに生じる袋状の塊ができたり、不安定になった股関節をなんとか支えようとして「骨棘《こつきょく》」とよばれる余分な骨がつくられたりすることがあります。

変形性股関節症は必ずしも痛いというわけではなく、症状の個人差が非常に大きいです。画像上ではかなり変形があっても、痛みはなくスポーツなどができる人もいます。一方、画像上では変形はたいしたことがなくても、痛みで日常生活に支障が出る人もいます。また、日常生活には問題がなくても運動中や運動後だけ痛い、長距離を歩くと痛いということもあります。痛みが強くなると、安静にしていても痛くて夜眠れなくなったり、骨棘ができると可動域が制限されてあぐらをかく、靴下を履くといった動作が難しくなったりします。変形が進行すると、変形した側の脚が短くなり、左右の脚の長さに差が出てくることもあります。

問診や診察では、痛みの程度、日常生活動作の制限、股関節の動き、左右の脚の長さの違い、歩き方などを確認します。また、X線検査を行い、関節の軟骨の摩耗の程度や、股関節の変形の程度などを見ます。進行度を表すTonnis《テニス》分類というものでいうと、「0」が何ともない状態で、「1」「2」「3」と進んでいきます。「2」や「3」の状態だと外科的な治療法の選択肢は限定されてしまい、人工関節が視野に入ってきますが、「0」「1」の状態なら軟骨を温存するための治療法などの対象になります。X線ではわからない細かい部分を確認するため、MRIでの診断も重要です。

治療は「保存療法」と「手術療法」の大きく2つに分けられます。まずは、日常生活指導、運動療法、薬物療法などの保存療法を行います。股関節の変形が進行し、保存療法を行っても痛みが軽減せず、日常生活に支障が出るようならば、手術療法を検討します。早期に関節の状態を確認できれば、手術をせずに痛みを軽減したり、進行を食い止めたりすることができる可能性が十分にあります。

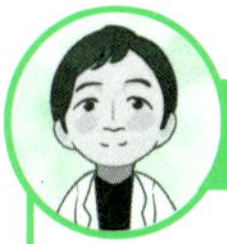

Jimmy's CHECK!

変形性関節症の原因として挙げられる3つの要因とは？

変形性関節症の原因としては、①年齢、②スポーツ、③体重が挙げられます。これに加えて、膝では極端なO脚やX脚の人、股関節では寛骨臼形成不全の人は軟骨がすり減りやすいことがわかっています。さらに太ももの骨が出っ張ったCam変形があると、リスクが10倍といわれています。

ＦＡＩ（大腿骨寛骨臼インピンジメント）

ＦＡＩは「大腿骨寛骨臼《だいたいこつかんこつきゅう》インピンジメント」ともいわれ、股関節の大腿骨側の骨と受け皿の骨がぶつかることで生じる病態です。**大腿骨（太もも）の骨が出っ張っているものは「Ｃａｍ型（キャム型）」といい、関節を動かすと小さな出っ張った骨が衝突を繰り返し、だんだん軟骨がすり減っていくため、股関節唇損傷や変形性股関節症に発展する危険因子となります。**寛骨臼（受け皿の骨）が出っ張っているものは「Ｐｉｎｃｅｒ型（ピンサー型）」といい、股関節唇損傷は起きやすいですが、軟骨は傷みにくいことが特徴です。両方の型の特徴をもつ、混合型（ミックス型）の変形が最も多いとされています。

ＦＡＩの特徴的な大腿骨の出っ張った骨、Ｃａｍ変形は、成長期にできるといわれており、一般の人と比較するとアスリートの人は頻度が非常に高いことがわかっています。

Cam変形が大きいと変形性股関節症になるリスクが10倍高いということが研究でわかるまで、前項で説明した原因不明の「一次性変形性股関節症」という言葉が使用されてきました。内視鏡である股関節鏡で観察すると、Cam変形は寛骨臼の股関節唇や関節軟骨に衝突し、削って、損傷を起こすことが確認できます。

治療法としては、股関節を深く曲げる動作を避け、リハビリテーションで体幹の安定性を高め、骨盤の可動性を改善することで痛みを緩和します。体幹が安定すると、股関節の運動に併せて骨盤が連動し、衝突が避けられるようになっていきます。

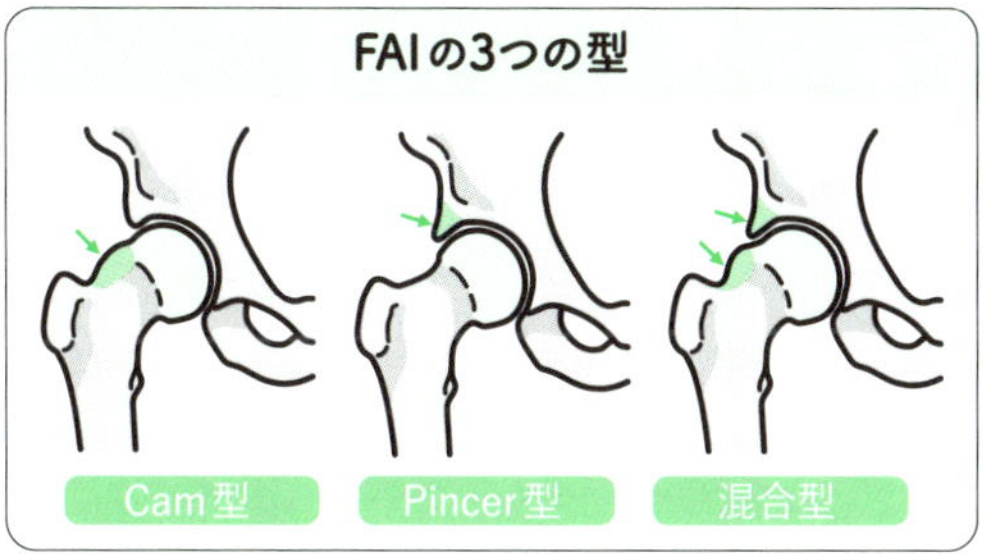

痛みや関節内の炎症が強い場合は、必要に応じて内服や関節注射などの薬物療法を行います。保存療法を数カ月続けても症状が改善しなければ、手術を検討します。関節鏡手術では、股関節唇を糸で修復し、原因であるCam変形などを取り除きます。この手術は、軟骨の損傷が進行してからでは十分な効果が得られず、早めに専門医に診断してもらうことが重要です。

股関節唇損傷

股関節唇損傷の状態

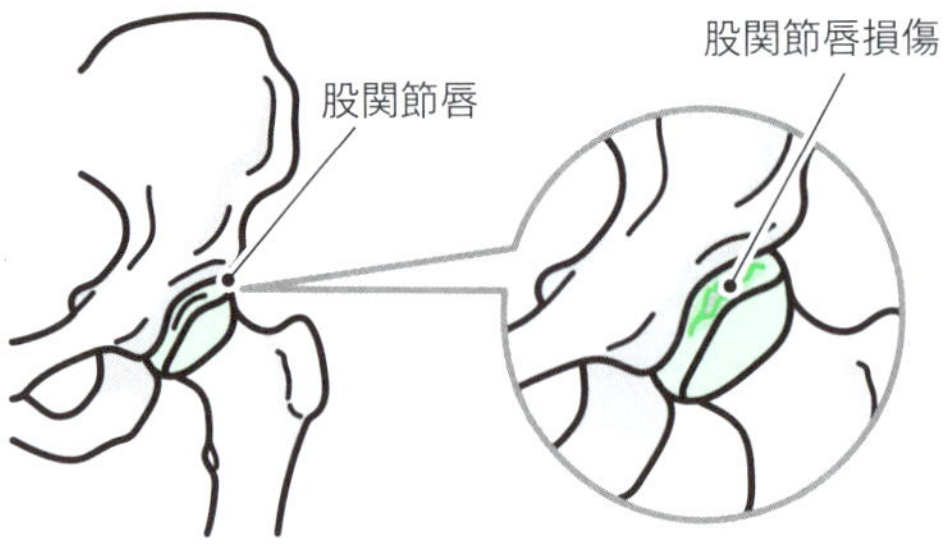

股《こ》関《かん》節《せつ》唇《しん》は、関節のなかにあるパーツの一つで、軟骨の一種です。股関節の受け皿の骨（寛骨臼）の表面をコーティングしている軟骨の一部で、大腿骨頭にぐるっと巻き付いてタコの吸盤のように吸着しています。

関節の表面をおおっている軟骨には神経が通っていないため感覚はありませんが、そこから出っ張った股関節唇のなかには神経が走っているため、股関節唇が傷むと神経が刺激されて痛みが出ます。特に、股関節を深く曲げ、伸ばす動作を伴うサッカーやバスケットボールなどのスポーツを行っている人に多く見られます。一般の方でも、変形性股関節症が起こる前に股関節唇損傷が発生する場合があります。**損傷が軽い場合は、日常生活の工夫、リハビリテーション、薬物療法の組み合わせで症状が改善する場合も少なくありません。**注射やリハビリテーションなどによって股関節内の炎症が改善し、体幹が安定すると、骨盤が動きやすくなり、大腿骨が股関節唇にぶつかりにくくなります。股関節唇は血流のよい組織でもあるため、自己修復の可能性があります。

損傷が大きいなどの理由から、リハビリテーションの効果が得られなければ、画像診断で損傷の程度を確認し、股関節鏡を使用した手術療法で関節唇を修復したり、原因となるＣａｍ変形や骨棘の突出を削ったりします。その後、リハビリテーションをしっかり行って、仕事復帰やスポーツ復帰をめざします。

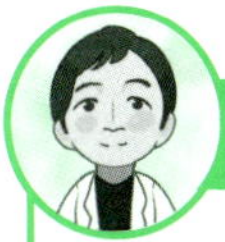

Jimmy's CHECK!

股関節唇損傷は修復されて治ることもある？

通常、軟骨は歳を重ねると少しずつ傷んでいきますが、患者さんの経過を追っていると、2年後、3年後のMRIの画像を見たときに股関節唇が治っている人が一定数います。股関節周囲のインナーマッスルが機能すれば、股関節や骨盤が安定して修復するチャンスが生まれると考えられます。

特発性大腿骨頭壊死症

特発性大腿骨頭壊死症の状態

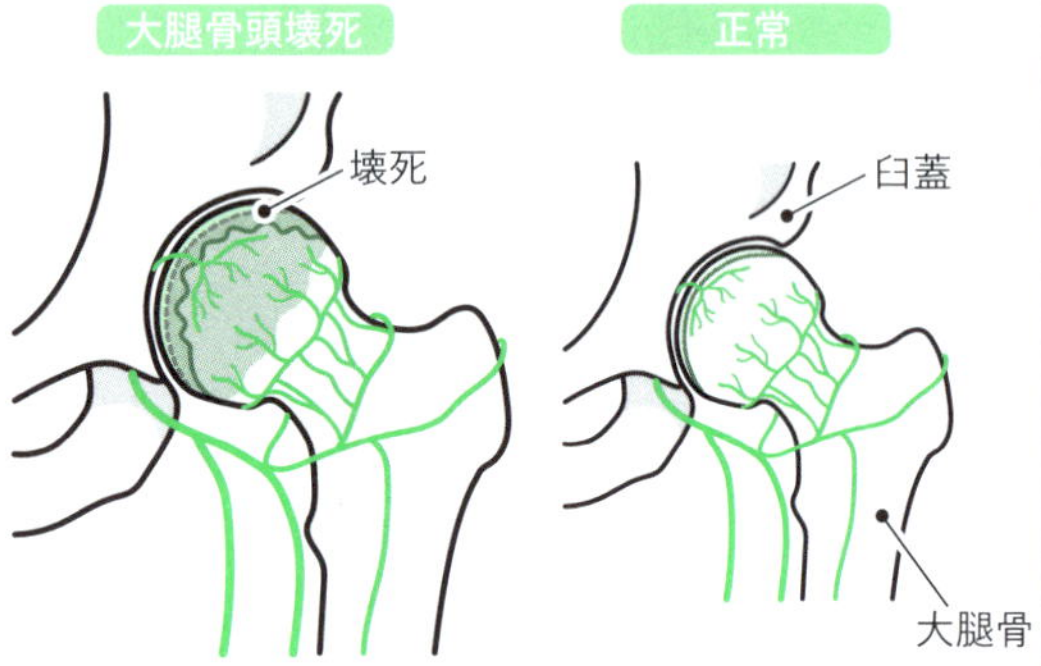

特発性大腿骨頭壊死症《とくはつせいだいたいこっとうえししょう》は、大腿骨の先の「大腿骨頭」の血流が悪くなり、骨壊死《こつえし》とよばれる骨の一部が豆腐のように脆くなった状態になってしまう病気です。

骨壊死だけでは痛みは出にくいため早期の発見は難しく、骨壊死した部分が押しつぶされ陥没することで痛みが生じます。初期の痛みは2～3週間で軽減することもありますが、進行に伴って再び痛みが強くなります。骨壊死の範囲が小さいと、生涯にわたって痛みが出ないこともあります。痛みは腰や膝、太もも、お尻などに出ることもあります。問診とともに、X線やMRI、CTなどの画像検査を行い、壊死の範囲を確定して治療方法を決定します。

治療法は、年齢、骨頭壊死の範囲と陥没の程度、痛みの状態、活動性などによって決定します。発症早期や壊死の範囲が狭い場合は、温存療法が選択されることもあります。壊死範囲が広く、骨頭の変形や痛みがひどい場合は手術が検討されます。

手術は主に「骨切り術」と「人工関節置換術」があります。骨切り術は、壊死した部分を体重がかからないところにずらす手術法です。若い患者さんは骨切り術が第一選択となりますが、骨の修復に時間がかかるため、日常生活に戻れるようになるまで時間を要します。陥没が進んでいたり壊死が広範囲に及んでいたりする場合は、人工関節置換術が行われます。

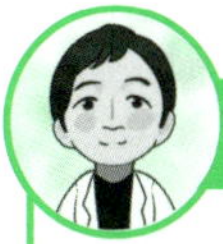

Jimmy's CHECK!

原因不明の病気だがいくつかの危険因子はある

大腿骨頭壊死は原因不明ですが、アルコールとステロイドの2つは因果関係がかなりあるといわれています。ステロイド性大腿骨頭壊死は、何らかの病気の治療でプレドニンなどの副腎皮質ステロイド剤を結構な量、または長期にわたって飲んだことのある人が当てはまります。

関節リウマチ（リウマチ性関節症）

リウマチは、自身の正常組織に対し誤って免疫細胞が攻撃してしまう自己免疫性疾患ですが、原因はいまだに解明されていません。日本のリウマチの患者数は、60〜100万人と推計されており、高齢化に伴って増加傾向にあるようです。**男女比は1対3と女性が多く、男性の3倍となっています。30〜50代での発症が多いですが、すべての年代で起こりえます。**遺伝的要因のほか、喫煙や肥満などの環境要因の関与が指摘されていますし、ストレスも大きく影響していると考えられています。

関節リウマチでは、股関節の潤滑油にあたる関節液をつくっている滑膜に炎症が起こります。**初期症状でよく見られるのが、手や足などの小さな関節の痛みです。発症した当初はあちこちに痛みが移動することがあり、一般的には左右対称といわれていますが、必ずしもそうとは限りません。関節の痛みや腫れのほか、発熱、手指のこわ**

関節リウマチの状態

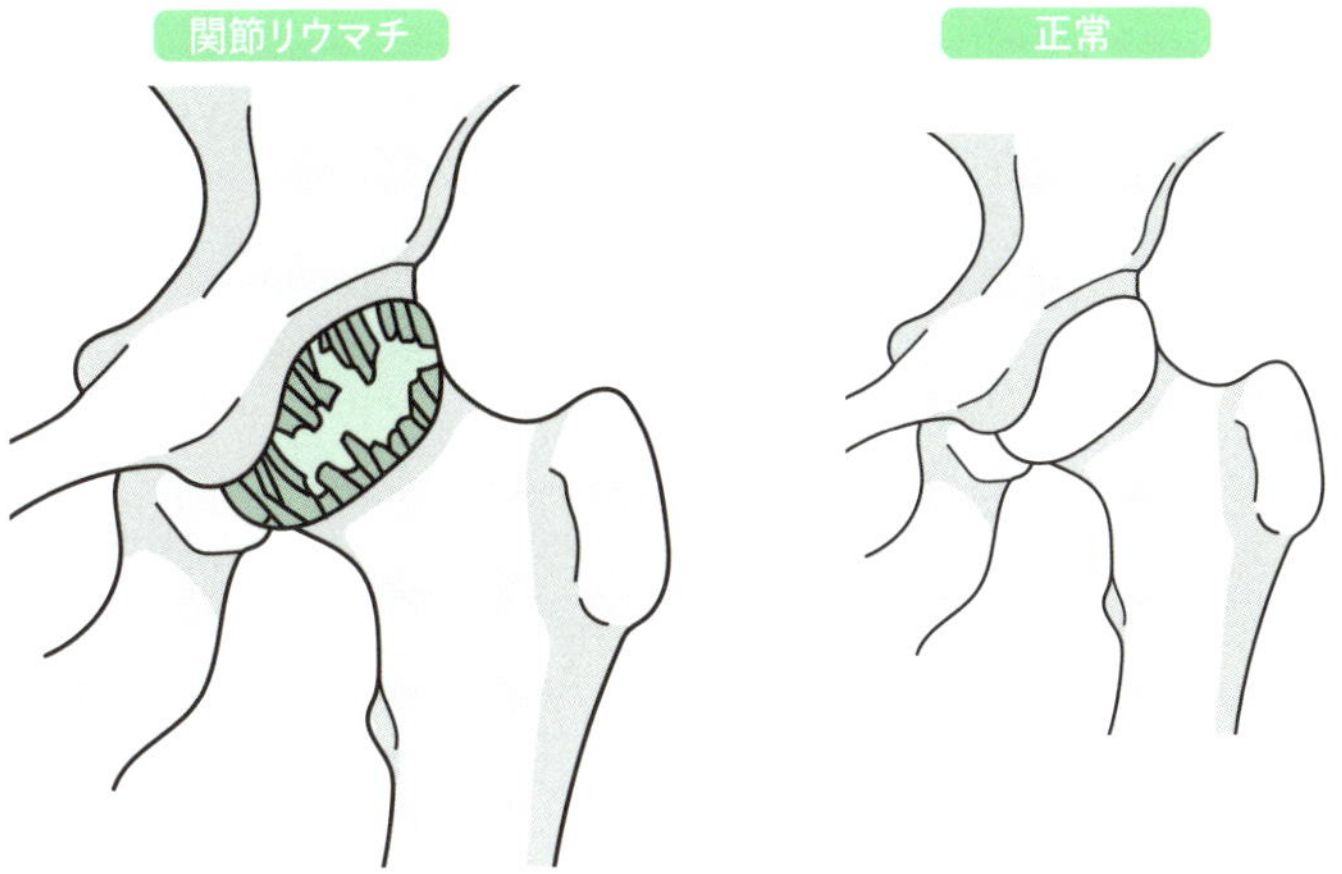

ばりなどがよく現れる症状です。股関節のような大きな関節にも発症し、傷んだ軟骨と骨に体重がかかることで関節の破壊が進みます。

治療は抗リウマチ薬やステロイドの使用などによる保存療法を行います。それでも改善しない場合や、股関節の変形が強く日常生活に影響を及ぼしている場合は人工股関節置換術などの手術療法を検討します。

近年は薬物療法の進歩によって、全身の関節が破壊されていく状態は抑えられるようになりました。股関節が破壊されるまで発展したり、手術が必要になったりするケースもかなり減ってきています。

大腿骨頸部骨折

転んで尻もちをついたりしたとき、太ももの付け根にある大腿骨が折れてしまうことがあります。大腿骨の骨折を「大腿骨近位部骨折《だいたいこつきんいぶこっせつ》」とよび、このうち大腿骨の一番上にある「骨頭」、その下の細くなった部分である「頸部」、頸部の下から太く出っ張っている部分までの「転子部」、そのすぐ下の「転子下」と骨折した部位によって分類されます。**なかでも大腿骨頸部は曲がっているために転んだときに外力が集中しやすい部位です。この頸部の骨折は「大腿骨頸部骨折《だいたいこつけいぶこっせつ》」といいます。**

大腿骨骨折の種類

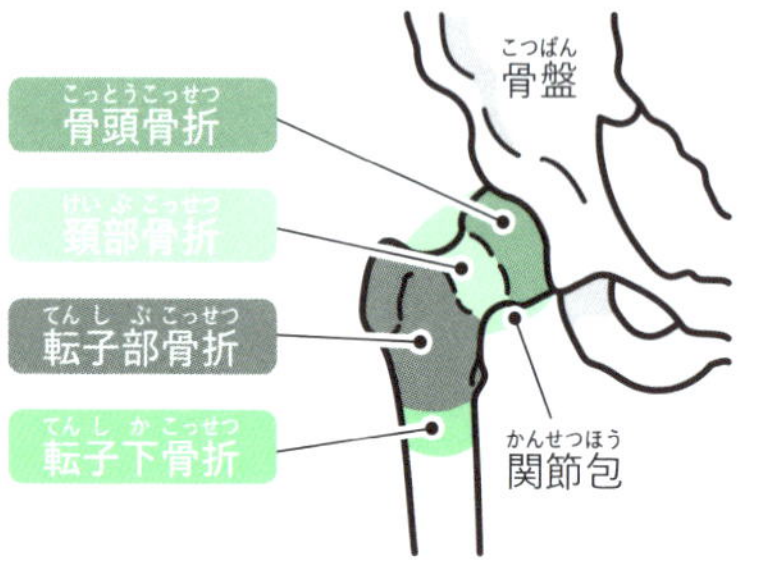
骨盤《こつばん》
骨頭骨折《こっとうこっせつ》
頸部骨折《けいぶこっせつ》
転子部骨折《てんしぶこっせつ》
転子下骨折《てんしかこっせつ》
関節包《かんせつほう》

股関節に急激な痛みが起こった場合、まず骨折をしていないかを調べるためにX線やMRIの検査を行います。骨折していれば、画像を見ることで99%診断できます。

大腿骨頸部骨折では強い痛みがあり、ほとんどの場合、立つことや歩くことができなくなります。患者さんは70歳代以上で増え、最も多いのは85～90歳で、約8割が女性です。高齢の女性によく見られるのは、女性に多い骨粗鬆症《こつそしょうしょう》が年齢とともに進行し、骨がもろくなっていることが大きな原因です。

大腿骨を骨折してしまったら、基本的に手術を考えなければなりません。折れた場所によって手術の方法は変わってきます。大腿骨頸部骨折には骨を金属などの器具で固定して折れた部分をくっつける骨接合術や、骨折した頸部から骨頭までを切除して、人工骨頭または人工関節に置き換える手術が行われます。手術後は速やかにリハビリテーションを行うことで、筋力の低下を防ぎ、日常生活への復帰をめざします。

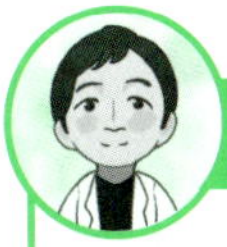

Jimmy's CHECK!

年間19万人以上が大腿骨近位部を骨折し寝たきりや要介護の原因に

大腿骨の骨折は骨粗鬆症で骨がもろくなった高齢者に起こりやすく、骨粗鬆症財団によると2017年の骨折発生患者数は19万3000人あまりで、年々増加しています。多くの方が骨折をきっかけに寝たきりや要介護状態になってしまうため、骨粗鬆症にならないよう予防しましょう（54ページ参照）。

スポーツ障害・グロインペイン症候群

痛みの起こりやすい部位

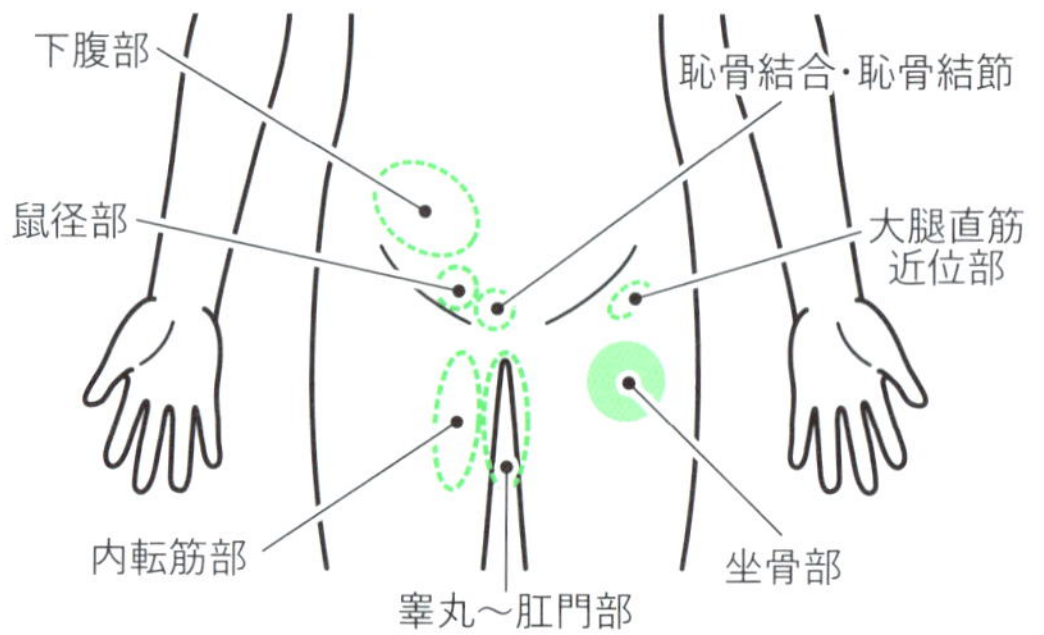

下腹部
恥骨結合・恥骨結節
鼠径部
大腿直筋
近位部
内転筋部
坐骨部
睾丸〜肛門部

スポーツ障害は、体のどこかに不調が出ていたり、練習内容やポジションが変わったり、道具や靴、練習場の変化といった理由で、負荷が強くなると起こりやすい症状です。原因は多岐にわたるため、問診を丁寧にすることが大事です。

股関節のスポーツ損傷で多いものとして、サッカーなどのスポーツ選手によく見られる「グロインペイン症候群」があります。

「グロイン」というのは鼠径部《そけいぶ》のことで、日本語では「鼠径部痛症候群」といわれています。明らかな器質的原因がわからないまま痛みをきたし、いったん起こってしまうとすぐには治らず、治癒までに時間がかかる場合もあります。痛む場所は鼠径部だけでなく、下腹部、内転筋、腸腰筋《ちょうようきん》、恥骨《ちこつ》、お尻、睾丸《こうがん》の後方などさまざまで、ランニングやキック動作で痛みが出たりします。

グロインペイン症候群の主な原因は、体の使いすぎによる機能障害や、体の不自然な使い方による代償動作です。インナーマッスルや骨盤がうまく使えておらず、アウターマッスルを使いすぎて、どこかに負荷がかかってしまった結果ともいえます。

適切な対処と治療を受ければ、軽症の場合は1～2カ月、体幹トレーニングと筋肉を緩めるなどのリハビリテーションを行うことでよくなることが多いです。運動連鎖を構築して、機能障害を改善し、症状の緩和やプレー復帰をめざします。

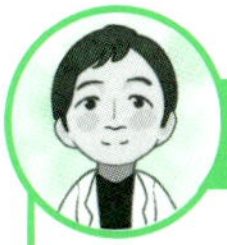

Jimmy's CHECK!

**難治性のケースでは
原因を見極めることが大事**

3カ月以上症状が続くものは難治性グロインペインといわれ、痛みと機能障害の悪循環によって症状が慢性化していきます。原因がわかりにくいことが多く、よく調べると疲労骨折や筋肉および筋肉付着部の損傷、FAIや股関節唇損傷があったりするケースもあるので注意が必要です。

自覚していない機能障害を見つけるには

股関節に限らず、どこかに痛みがあるとき、自分では自覚していない機能障害が原因である可能性があります。**「すねが痛い」「膝が痛い」などという患者さんで、半月板の損傷などを疑って受診したら、じつは股関節に原因があったというケースは少なくありません。**

「右肩の調子が悪いです」という患者さんで、クロスモーションがうまくいかず、対角線上にある左の股関節にも徐々に症状が出てくることもあります。これらは腸腰筋の機能不全による代償動作と考えられます。

全身の関節や筋肉はお互いに支え合いながら動いており、この連鎖的な働きを「運動連鎖」といいます。連動しやすいのは、肩と股関節、股関節と膝、肩とひじなどです。腸腰筋の筋力が低下していて骨盤の動きが出ていないと、この運動連鎖がうまくいかず、本来のバランスを保持しながら筋肉が使えないために肉離れが起こったり、無意識に小さな筋肉を使うことで疲労が蓄積して〝オーバーユース＝使いすぎ障害〟が起こったりします。

肉離れや疲労骨折などの多くは、オーバーユースによる代償動作の結果です。代償動作は一カ所に集中しやすいので、同じ場所の損傷を繰り返してしまうことが多いです。痛みのある場所を治療しても、また症状が元に戻ってイタチごっこになる理由は、その部位に負担がかかる原因があるからです。たとえば、小さな筋肉を使いすぎてしまうのは、その周辺にある大きな筋肉がしっかり使えておらず、補おうとするためです。スポーツ障害や機能障害に取り組むには、痛い場所だけではなく、別の部位に機能障害の原因がないかを調べる必要があります。痛みのない機能障害を見つけたら、そちらを先に治療やトレーニングで改善すると、痛みのあるほうも治療がしやすくなります。

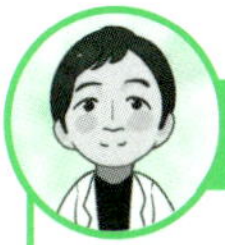

Jimmy's CHECK!

「裏ボス」を倒さなければ機能障害は攻略できない!?

痛みを自覚していない部位の機能障害は、いわば「裏ボス」です。それを抱えながら痛みのある股関節を治療するのは難しいパズルと同じです。先にその部位を治せばパズルを解くことは簡単になります。痛いところではない部位を先に解決すると、治りやすいということが往々にしてあります。

妊娠中・出産前後は股関節が痛くなりやすい

女性の場合は、妊娠・出産をきっかけに股関節が痛くなることがあります。「妊娠中はレントゲンも撮れず、薬物治療もできずに困った」とか「また痛くなるかと思うと2人目の妊娠が怖い」という方もおり、そのような患者さんのなかには、調べてみると「股関節唇損傷」が見つかり手術したケースもあります。

股関節唇損傷は、誰にでも多かれ少なかれあるものですが、それだけでは日常生活レベルで症状が出るに至らない人が多いのだと思います。それが妊娠してお腹が大きくなってくることで、股関節の機能をつかさどっている筋肉の状況に大きな変化が起こります。

たとえば、妊娠すると腸腰筋の位置も変わってきますし、腹直筋が中央で左右に割れるということもわかっています。骨盤が開いていくのと合わせて仙腸関節も開いて緩むので、それが連動して股関節の機能にも影響し、股関節唇損傷の症状が出てきてしまうのではないかと考えられます。

また、**妊娠の影響で見逃せないのは「骨盤底筋」**です。お互いに連動しながら骨盤の底を支えている骨盤底筋群のなかで、「内閉鎖筋」は股関節のインナーマッスルの一つでもあります。

骨盤底筋も腸腰筋と同じように股関節を安定させる作用をもっているため、骨盤底筋の機能が低下すると、股関節の機能にも影響するので注意が必要です。骨盤矯正ベルトを着用することで、骨盤底筋の機能を高める効果もあると考えられます。

妊娠中や産後に起こる股関節痛や腰痛、仙腸関節の機能障害についてはいまだにわかっていないことが多いので、いかに系統立てて診断し、治療していくかが今後のテーマだと思っています。

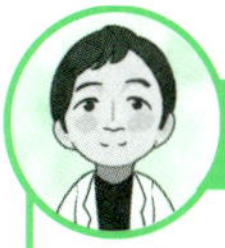

Jimmy's CHECK!

妊娠という体の変化をきっかけに隠れていた症状が出やすくなる

医学的に立証されているエビデンスには乏しいのですが、股関節唇損傷があっても無症状だった人が、妊娠により股関節の機能低下が起こって股関節唇損傷の症状が出やすくなることもあります。つらいときは92ページからのエクササイズをできる範囲で試してみましょう。

骨粗鬆症と股関節の痛みは直接関係ない

「骨《こつ》粗《そ》鬆症《しょうしょう》」は骨が弱くなり、骨折しやすくなる病気です。国内の患者数は推計1280万人以上といわれ、高齢化に伴って発症リスクが高まる傾向にあります。**女性の場合は閉経後に女性ホルモンのバランスが崩れることで、骨の密度はどんどん減っていってしまいます。そのため、50歳以降の女性は骨粗鬆症に注意が必要です。**

骨粗鬆症財団によると、骨粗鬆症の女性は60代では5人に1人、70代では3人に1人、80代では2人に1人となっています。骨粗鬆症になると、ただ尻もちをついたくらいで大腿骨の骨折を起こしてしまうことがあるのです。

「骨粗鬆症になると股関節が痛くなりますか？」と患者さんからよく聞かれますが、骨粗鬆症と股関節の痛みには直接の関係はありません。一方、現在では高齢の方に人工股関節を入れる手術を行うことも増えましたが、骨のもろい人の場合にはリスクを伴いますので、骨粗鬆症にならないに越したことはありません。

近年では、閉経を迎える前の20代から50代くらいの生活習慣によって、そもそも骨密度の低い人がかなりいることが問題になっています。若いときから偏食をせずにバランスよく食べたり、適度な運動をしたりして、生活習慣を整えて骨密度を高めておくことが大切です。基本的に骨密度は閉経後、加齢に従って減少していくものなので、現状維持が大前提となります。

閉経前後の女性の骨粗鬆症の治療では、ビタミンDと女性ホルモンの薬が処方されます。それでも進行していく場合、骨密度を増やす注射治療も実用化されています。

40～70歳の女性に5歳刻みで実施されている骨粗鬆症検診を受診して、気になる人は専門医に相談してみてください。

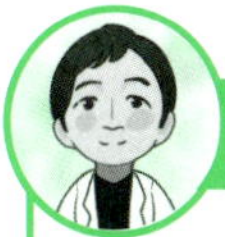

Jimmy's CHECK!

骨粗鬆症を予防するためには
効率的なカルシウム吸収が重要

骨粗鬆症の予防に、もう一つ重要な要素が日光を浴びることです。カルシウム吸収のキープレーヤーであるビタミンDを活性化させるには太陽の光が必要。ビタミンD生成に必要な日光浴の時間は季節や場所によって異なりますが、皮膚への悪影響を及ぼさない範囲で日光浴をしましょう。

股関節周囲の病態

筋肉由来の痛み（肉離れや筋肉痛）

足の付け根にある股関節には多くの筋肉が付着しています。股関節の痛みには、筋肉が関与しているケースも多いです。なかでもスポーツや日常生活で、筋肉を使いすぎたりした影響で痛みが出ているケースがよくあります。

特に10代、20代の患者さんはMRIを撮ると、「肉離れ」を起こしていることがよくあります。肉離れは多くの場合、自然治癒します。「1カ月後にまた見せて」といって1カ月後に来てもらうと、完治していることがほとんどです。**ただ、肉離れがどうして起こったかを考えていくと、股関節がうまく使えていないことが多いため、トレーニング内容の調整やリハビリテーションなど、肉離れが起こらないように予防することが重要です。**

股関節の周囲で肉離れを起こしやすい筋肉には、ハムストリングスや大腿《だいたい》四頭筋《しとうきん》、

肉離れを起こしやすい大腿四頭筋

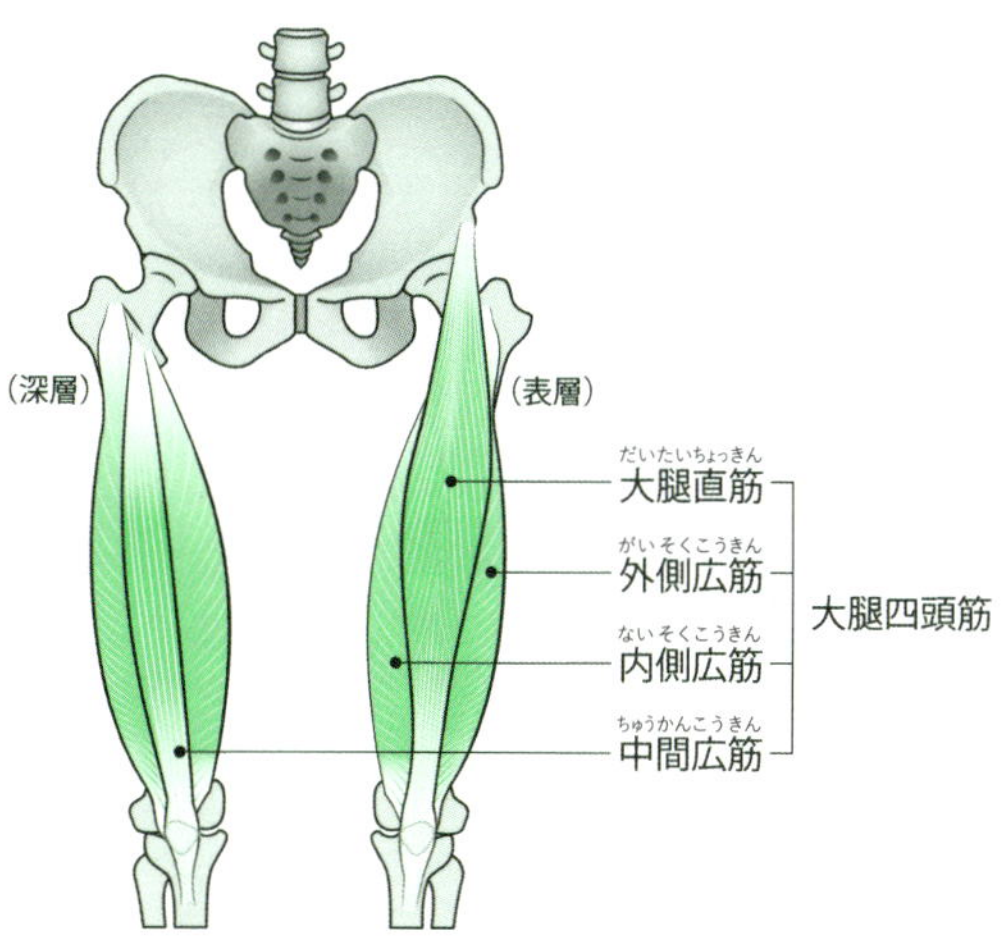
（深層）
（表層）
大腿直筋《だいたいちょっきん》
外側広筋《がいそくこうきん》
内側広筋《ないそくこうきん》
中間広筋《ちゅうかんこうきん》
大腿四頭筋

内転筋群などがあります（26～27ページ参照）。肉離れの原因としては、筋肉の柔軟性の低下、ウォーミングアップ不足、ランニングフォームの崩れ、疲労などが関係します。

筋肉痛には激しい運動をした直後に起こる「即発性筋痛」と、久しぶりに運動をした翌日くらいになってから起こる「遅発性筋痛」があります。股関節まわりの筋肉のなかでも、スポーツや肉体労働などで同じ動作を繰り返す場合は特定の部位に負荷が集中し、使われる筋肉と使われない筋肉とが分かれ、使いすぎた筋肉に疲労が蓄積して筋肉痛が起こります。筋肉痛を予防するためには、ストレッチや軽い体操などのウォーミングアップを行い、血流を改善して筋肉の柔軟性を促しましょう。

股関節障害の病態
末梢神経由来の痛み

股関節障害の病態の一つとして、末梢神経由来の痛みがあります。股関節のまわりには、神経がたくさんあります。どこかが痛いということは、体に張り巡らされている神経があるからで、その神経がセンサーとして痛みをつかまえます。たとえば、ほっぺたをつねると痛いのは、ほっぺたの末梢神経が痛覚を脳に伝えているからです。「股関節が痛い」というとき、太い神経が枝分かれした末梢神経のどこかがその痛みを感じ取っていて、そのために痛いわけです。

痛覚をつかさどる末梢神経の上流で、神経が何らかの理由でイタズラされたとき、頭が勘違いして痛みとして自覚されることがあります。そのようなことが起こる代表的なケースが「腰椎椎間板《ようついついかんばん》ヘルニア」による坐骨神経痛です。

腰椎椎間板ヘルニアというのは、腰の背骨と背骨の間にあるクッション材である椎

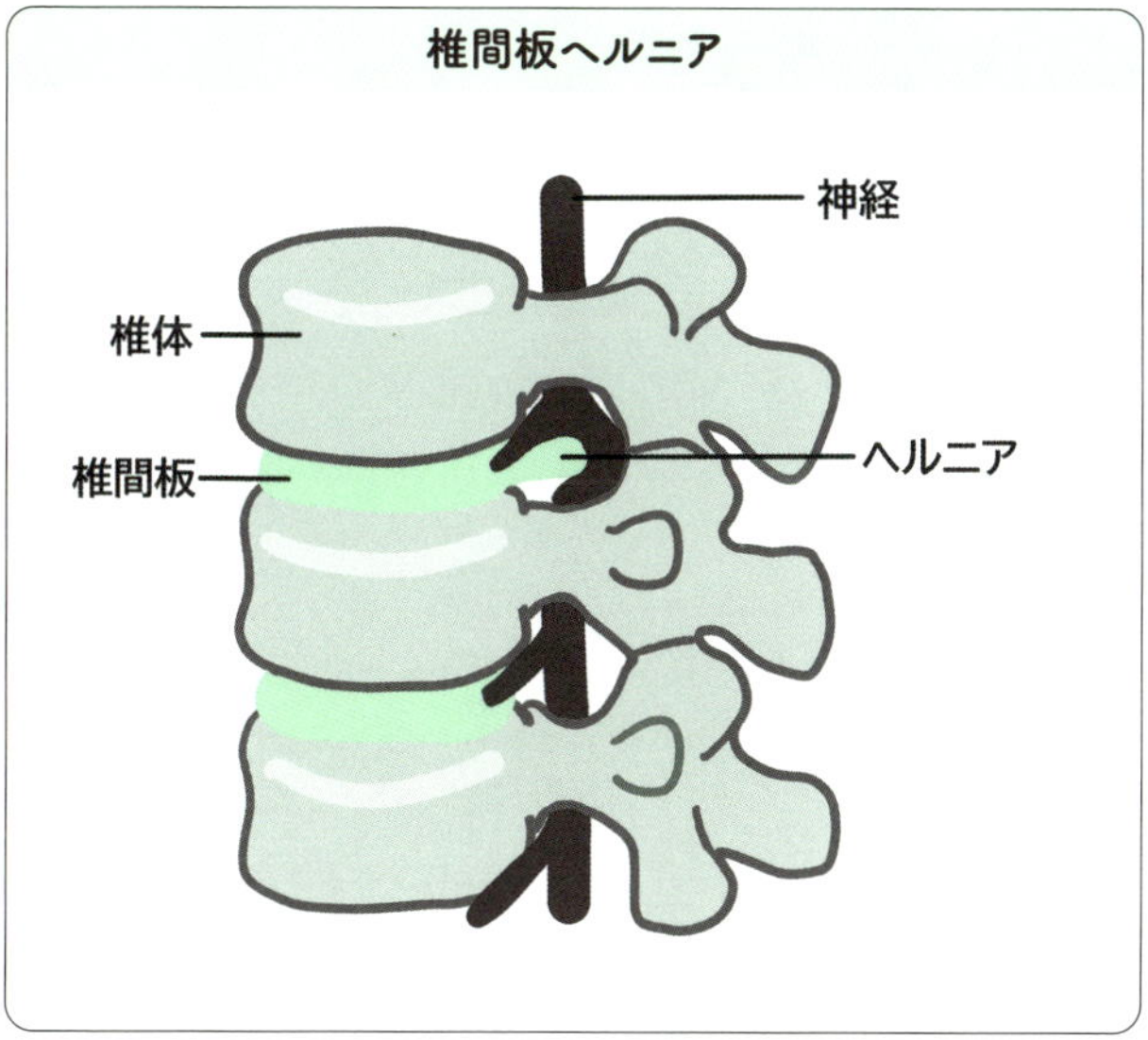

間板が変形して飛び出し、神経に触れることで痛くなるものです。痛くなる場所で一番多いのは、第4・第5腰椎の間の椎間板で、ちょうどおへその裏側あたりになります。症状の原因となっている部位を手術すると痛みは取れますが、痛みを感じる場所は腰ではなく、第5腰椎神経根の支配領域である坐骨神経痛であることが多く、お尻から太ももの横側、ふくらはぎの外側、足の甲、足先までが痛くなります。

それと同様に、股関節がものすごく痛いのに、その原因が股関節よりも上流にあることもあります。「神経ブロック」注射などで痛みが生じている場所を特定する方法もありますが、股関節の上流の神経を一つひとつ潰していくのは大変な作業になり、エコーを用いた専門的な治療を行います。

股関節障害の病態
仙腸関節由来の痛み

股関節の痛みの原因として、筋肉と神経に加えて頻度が高いものに、仙腸関節の障害があります。**仙腸関節は背骨と骨盤をつなぐ関節で、背骨の下部にある仙骨と骨盤の左右の腸骨とが組み合わさっています。ここが動きすぎると体重が支えきれなくなる半面、硬すぎると骨盤の動きが制約され、腰椎へ負担がかかりやすくなります。**

仙骨には神経が通る穴がいくつも開いていて、複雑な構造をしています。仙腸関節にトラブルが起こると、まわりにさまざまな神経が走っているため、痛みが出ることがあります。

これまで診断のついていなかった原因不明の腰痛の70%は、仙腸関節の障害ではないかとの説があるほどです。仙腸関節の近くを坐骨神経が通っているため、仙腸関節の軟骨がすり減って骨棘《こつきょく》が生じると、坐骨神経を障害してしまうこともあります。

仙骨と腸骨をつなぐ仙腸関節

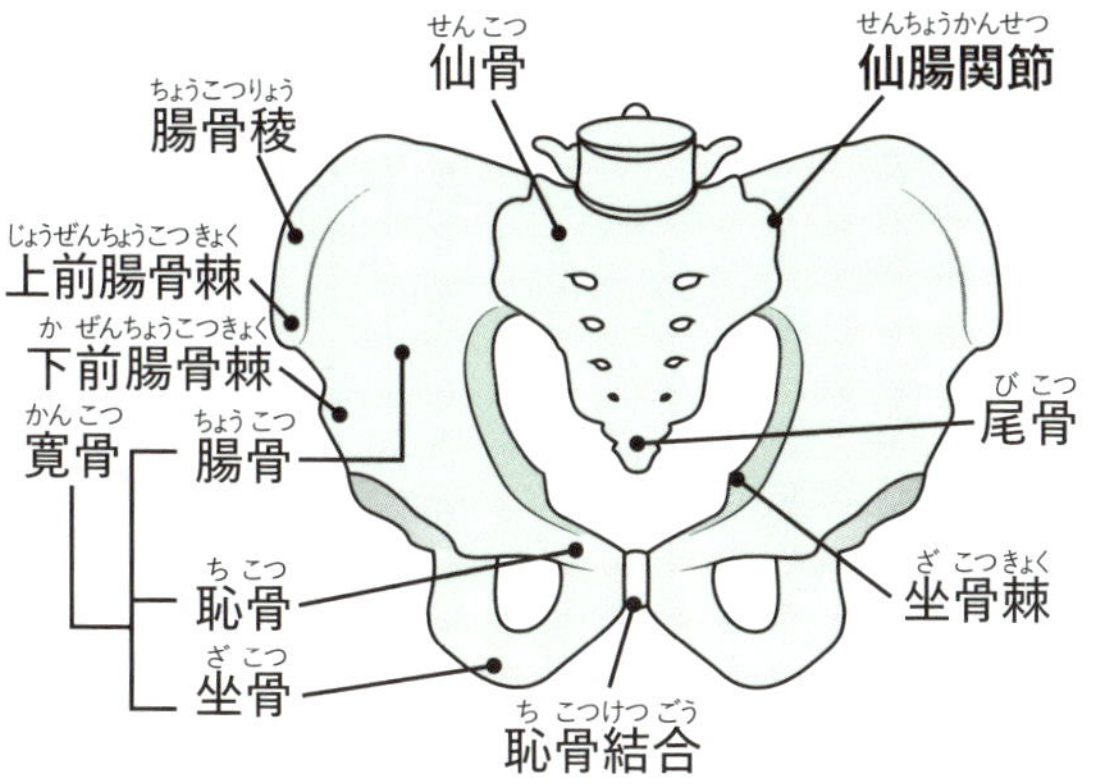
仙骨《せんこつ》
仙腸関節《せんちょうかんせつ》
腸骨稜《ちょうこつりょう》
上前腸骨棘《じょうぜんちょうこつきょく》
下前腸骨棘《かぜんちょうこつきょく》
寛骨《かんこつ》
腸骨《ちょうこつ》
尾骨《びこつ》
恥骨《ちこつ》
坐骨棘《ざこつきょく》
坐骨《ざこつ》
恥骨結合《ちこつけつごう》

仙腸関節は股関節の近くに位置しているため、股関節が動くときは仙腸関節も動きます。仙腸関節と股関節は、二人三脚で動いているといえるでしょう。どちらかの調子が悪くなると、もう一方の機能にも悪影響を及ぼしてしまいます。

仙腸関節の周囲には、背筋群がたくさん付いています。腹筋群をきちんと機能させなければ、背筋群の使いすぎで仙腸関節が硬くなり動きにくくなってしまいます。

背筋群の緊張を緩めて、深部筋の代表である腰部多裂筋と腸腰筋が連動して動ける状況をつくり、仙腸関節のまわりにあるアウターマッスルに負荷がかかりにくくすることが予防になります。

子どもの股関節の病気

子どもの股関節の病気には、生まれつきのものや成長期特有のものも含まれます。痛みを訴えている場合でも、それが成長痛などの自然治癒していくものか病気によるものかという判断の難しい場合があります。また、成長のスピードとともに骨の変形や破壊も短期間で進行することがあるので注意が必要です。それぞれの起こりやすい年齢や症状の特徴がわかれば、適切な診断と治療につながりやすくなります。

◎発育性股関節形成不全

以前は「先天性股関節脱臼」とよばれていたもので、股関節が生まれつき緩かったり、はずれたりした状態です。骨盤や大腿骨の形がよくないなど遺伝的要因に加え、胎内で逆子だった赤ちゃんがなりやすく、女の子に多く見られます。おむつや抱っこの仕方で予防できることも多く、啓発活動などによって発症数は減っています。

脚の開きの悪さや左右の脚の長さの違いに気づいたり、乳幼児健診で発見されることが多いです。対処法として、ひも型の装具を使用したり、徒手整復術（切らずに外から形を整えること）や牽引療法などが行われます。そのまま放置していると、将来的に変形性股関節症の要因の一つにもなります。

◎ペルテス病

血行障害によって骨頭が壊死を起こし、押しつぶされてくると痛みが生じます。**5〜7歳までの男の子に多く、大人の大腿骨頭壊死症と似た病気です。**股関節、大腿部、膝などの痛みを訴えることが多いですが、痛みをほとんど伴わないケースもあります。歩くときに脚を引きずるようになることで気づくことが多いです。

日本では装具（上図参照）を装着して行う保存療法が一般的で、年齢や進行度に

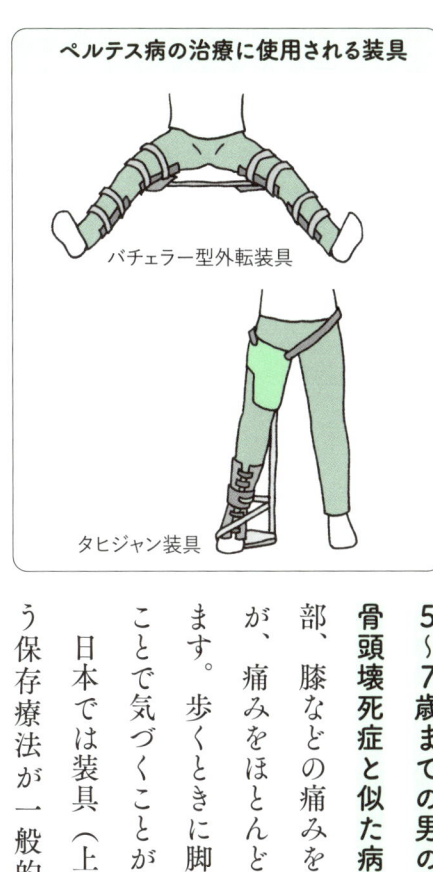

ペルテス病の治療に使用される装具

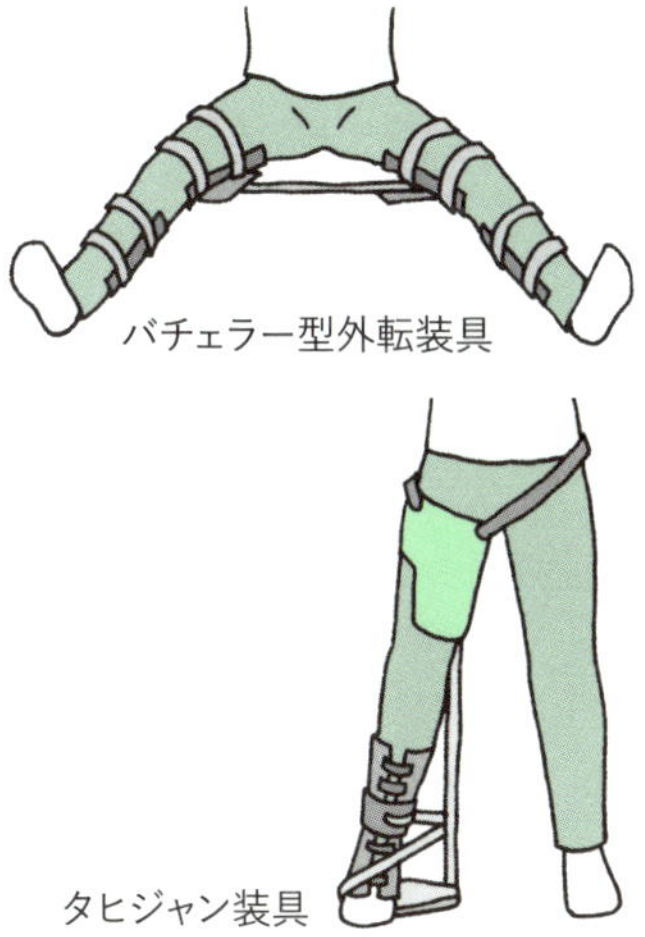

よって手術療法が選択される場合もあります。手術では、2〜3年で壊死部が修復されることを目標にします。

◎大腿骨頭すべり症

大腿骨頭の成長軟骨板（成長線）という部分が、すべるようにずれてしまう病気です。 股関節の痛みやこわばりのほか、膝の痛みを訴えることもあります。10〜15歳頃の男の子に多く、肥満やスポーツ活動で負荷がかかることが原因と考えられます。

主な治療法は、ずれてしまった大腿骨頭が、これ以上ずれないように金属で固定する手術療法で、ずれが大きい場合は骨切り手術を行うこともあります。大腿骨頭すべり症が治癒してから、変形が残存してCam変形となり、FAI（38〜39ページ参照）と同様の病態になるケースもあります。その場合は、大人になってから関節鏡視下手術で変形した部分を切除して整えます。

◎単純性股関節炎

小児の股関節痛のなかでしばしば見られる病気です。**発症年齢はほとんどが3〜10歳で、特に5〜7歳の男の子に多く見られます。** 風邪を引いた後、運動後、ケガをした後など何らかの原因で股関節に炎症が生じるものです。エコーやMRIで関節内に水が溜まっている所見が見られ、稀に高熱を伴います。抗炎症薬を使うこともありますが、ほとんどの場合、安静にしているだけで数日から数週間で改善します。安静の目的で入院することもあります。

◎化膿性股関節炎

関節内に黄色ブドウ球菌や連鎖球菌などの細菌が侵入し、感染してしまう病気です。**免疫力の弱い乳幼児に起こりやすく、扁桃炎や肺炎、尿路感染などの感染巣から細菌が血管に入って運ばれると考えられています。**関節痛や患部の腫れなどに加えて、発熱や倦怠感、食欲低下などの全身症状が起こることがあります。

治療は内服薬だけでは難しく、手術により関節内を洗浄し、抗菌薬を使用します。

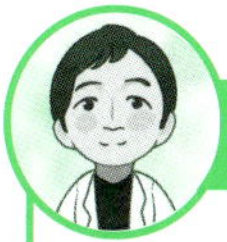

Jimmy's CHECK!

乳幼児や子どもの股関節の病気は早期発見が難しいので要注意

乳幼児や子どもに起こる関節の病気は、本人が症状をうまく伝えられないことが多く、診断が難しい場合もあります。病気の種類や進行度によって治療が遅れると、軟骨や骨に変形の後遺症が残ってしまう可能性があるため、できるだけ早期に発見し適切な治療を行うことが大切です。

Column

知っておきたい
股関節の豆知識

03

手術を受けるリスクとは

どんな手術でも、必ずつきまとうのが合併症のリスクです。現在ではかなり頻度は少なくなっていますが、完全にゼロにすることはできません。具体的にどんなものがあるかというと、まず手術中や手術後に血流が悪くなることで血管内に血の塊である血栓ができる「エコノミークラス症候群」です。この血栓が剥がれ、肺やほかの臓器に流れていって詰まってしまわないよう、弾性ストッキングや空気圧迫装置で予防します。また、手術の際に患部に細菌が入って「感染」を起こし、腫れ、痛み、発熱といった症状が起きることがあります。

人工股関節の手術の場合、「脱臼」のリスクがあります。お尻から太ももの外側を切開する後方アプローチという方法の手術では脱臼率が10%近かったという海外のデータもありますが、設置の角度などで1%くらいにまで低くなり、現在私が行っている前方アプローチという方法では0.1%まで低くなります。また、「骨折」によって人工関節が緩んでしまった場合には再手術の可能性があります。そのほか、手術時に筋肉を避ける器具によって神経が圧迫を受けることで「神経血管損傷」が起こることや、人工関節に使われているチタン合金に「金属アレルギー」の反応が出る人がわずかにいます。

第3章

医療機関を上手に受診しよう

股関節に痛みや異常を感じたら、早めに整形外科などの医療機関を受診することをおすすめします。その際に知っておいてほしいことのいくつかを、この章で紹介していきます。

「整形外科」の役割とは？

股関節だけでなく、腰や肩など体のどこかが慢性的に痛くても「歳のせいだろう」「我慢できないほどではないし様子を見よう」などと考えて、なかなか受診をしない人も多くいます。でも、「安静にしていても痛む」「次第に悪化している」「日常生活に支障が出てきた」といったことがあれば、迷わずに整形外科を受診してください。診療科を問わず、普段お世話になっているかかりつけの医師がいる人は、相談すると症状に適した病院を紹介してもらうこともできます。

「整形外科」と「整骨院」「整体」を近いものだと思っていらっしゃる患者さんがおられます。私も治療の段階に入れば、整骨院や整体、鍼灸の資格をお持ちの先生方と連携しながら治療を進めることが少なくありません。しかし、**整形外科でしかできないことがあります。それは「診断」です。**正しい診断を受けずに治療を漫然と進めるのは危険です。自動車の故障について、詳しく調べずに「タイヤを交換すればよくなることが多いから」ということでタイヤの交換だけしたらどうでしょうか。ブレーキの故障だったのにタイヤ交換だけをしてしまったら大変でしょう。**整形外科はその後の治療も担当しますが、特に重大な病気を見落とさないように診断をするのが重要な役割です。**

股関節の痛みはほとんどの場合、命に関わるものではありませんが、第2章で紹介した代表的な病気やほかにもいくつかの原因が考えられます。ときには何らかの重大な病気が隠れていることもありますので、そうではないことを確認することも大切といえます。

なぜ痛むのかを確認するために診察や検査を行い、そこから得られる情報から診断を絞り込んでいき、適切な治療につなげます。

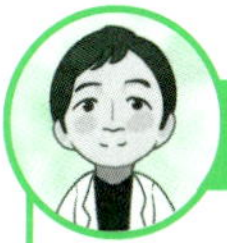

Jimmy's CHECK!

伝え忘れや聞き忘れがないよう受診時にはメモを持参しよう

受診時には自分の情報を的確に伝えることが大切です。しかし、「診察室では緊張してうまく伝えられなかった」「聞きたかったことを忘れてしまった」といった声があります。いつから痛いか、何がきっかけか、痛みの場所や程度、困っていること、知りたいことなどをメモして行くとよいでしょう。

整形外科でできること

痛みや可動域の制限などが出て困っているなら、その原因を知り、的確な治療方針を立てることが大切です。整形外科では一般的に次のような問診や検査を行って原因を調べ、最適と思われる治療法を提案します。

問診では、痛みの発生時期、痛みのある部位、**痛みの強さ、頻度などを確認します。しかし、痛みは目に見えず人によって感じ方も異なるため、「どのくらい痛いか」を客観的に評価することが難しいものです。そこで、痛みの強さを確認するときに用いられるのが「評価スケール」です。「痛みはない」状態を「0」、「これまでに経験した一番強い痛み」を「10」として、11段階のうちどのくらいの痛みであるかを示す方法で、痛みの強さを測る〝ものさし〟のようなものといえます。**

診察では、患部に触れたり可動域を調べたり、特定の動作をしてもらったりして、痛みの原因を探っていきます。筋力が低下していないかを調べる「筋力検査」、膝の下などをゴム製のハンマーでたたいて反射の異常を調べる「反射検査」、触覚や痛覚、温度覚などに異常がないかを調べる「知覚検査」などを行うこともあります。

また、X線（レントゲン）やMRI、CTなどの「画像検査」は診断に欠かせないものとなっており、必要に応じて撮影します。炎症や免疫の反応、全身の状態を知るために血液を採取して「血液検査」の数値を見ることもあります。

痛みに対する治療法には、注射や外用薬（貼り薬、塗り薬）、内服薬（飲み薬）などを使った薬物療法や、リハビリテーションなどによる理学療法があります。患者さん一人ひとりに合った治療法を、症状や進行度を見ながら選択し、ときには組み合わせて行っていきます。

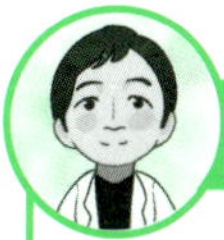

Jimmy's CHECK!

受診時の服装はゆったりしたパンツスタイルがおすすめ

診察ベッドで仰向けになって可動域や脚の長さなどを確認することが多いため、ゆったりしたパンツスタイルだと可動域が制限されません。また、画像検査では金属を外す必要がありますが、金属製のファスナーやホックなどのついていない服装なら、検査着に着替えずに検査が受けられます。

股関節の状態を調べる検査

整形外科の診療で、画像診断はなくてはならないものになっています。**最も簡単に骨の状態を確認できる検査がX線検査（レントゲン検査）**です。

ただし、レントゲンは所詮、影絵なので、たとえば変形性股関節症の場合、軟骨がすり減ってしまっているとX線検査の画像でもわかりますが、程度が軽い場合や関節唇のみの損傷だとわからないこともあります。**そこでMRI検査を受けてもらうと、骨の輪郭だけでなく、体を輪切りにしたような断面像から、組織の情報が詳細に得られるので、筋肉や軟骨、神経組織の状態まで詳しく見ることができます。**なお、MRI検査は放射線を使わないため、被ばくの心配はありません。

股関節のMRIを撮影するとき、大きく分けて2種類の撮り方があります。パターン1は、がんや大腿骨頭壊死のような「特殊な病気を見つけるための条件」、パター

2種類のMRI画像

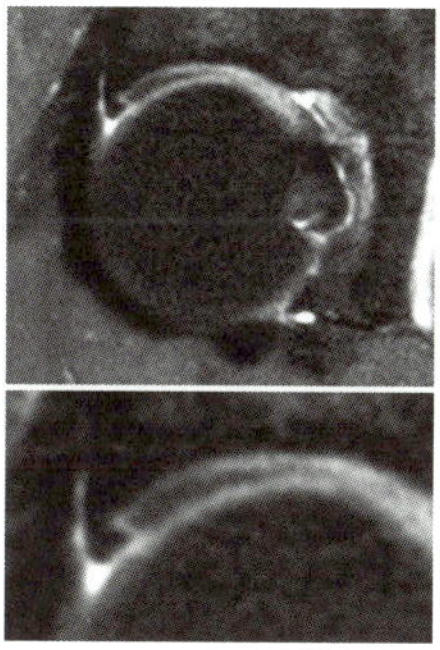

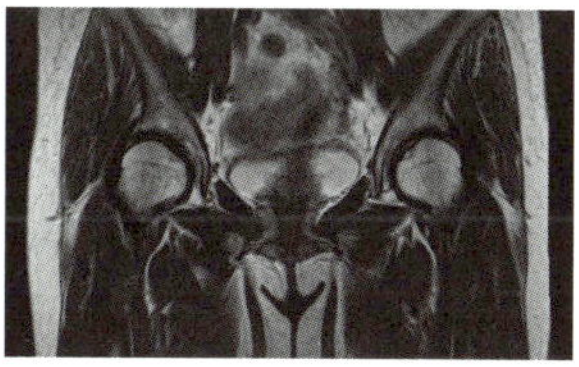

パターン1のMRI画像（右上）ではX線の画像ではわからない筋肉や骨内の状態などが評価できる。詳細なパターン2のMRI画像（左2点）では股関節唇や関節軟骨の状態まで見ることができる

ン2は「股関節唇損傷や軟骨損傷を見つけるための条件」です。通常の撮影法では、「T2強調像」といった一般的な撮り方でクローズアップしていくことが多く、はっきりとした異常があれば、診断に至ることが多いです。

一方、痛みの原因となる股関節唇損傷や、変形性股関節症に至る前の軽微な軟骨損傷などを確認するには、「プロトン強調脂肪抑制像」といった特殊な撮影法でないと異常を見つけられない場合があります。

そのほか、MRIの性能による差もあります。現在、多く使われているMRI装置は1・5テスラという磁力の強さですが、その2倍の磁力で2倍高画質な3テスラMRI装置が採用されている大学病院や総合病院もあります。1・5テスラ以上の性能をもつ装置でパターン2の撮影をすれば、高い確率で関節の内外のトラブルを見つけて、最適な治療につなげることができます。

股関節が痛いのに「異常がない」といわれたら

股関節が痛くて整形外科を受診したのに「異常はありません」といわれた、という話をよく聞きます。これには、大きく2つのパターンがあります。

一つは、**X線の画像や通常のMRIではわからないような股関節唇損傷や軽い軟骨損傷などがあって、見つけることができていないケースです。**高いお金を払ってレントゲンやMRIを撮影しても、「特に異常はないですよ」といわれ、湿布や痛み止めを処方されるだけで、何も変わらずに困っている患者さんが大勢います。

もう一つは、**痛みの原因が機能障害にあるケースです。**画像上の異常はないものの、股関節のメンテナンス不良で機能が悪い状態、股関節がうまく使えていない状態です。それを正しく診断できていないばかりか、リハビリテーションを行えば改善する見込みがあるにもかかわらず、ないがしろにされているのです。当然、湿布を貼っても、痛み止めを飲んでもよくなることはありません。外来では、このような2つのパターンが多く見られます。また、この2つはリンクしている可能性も高いです。

近くの整形外科を受診して「異常がない」といわれても、3カ月以上痛くて歩けないなど日常生活で困っている場合、何らかの異常が疑われます。股関節専門の外来を見つけて受診し、精密検査や専門的な機能のチェックをしてもらうことをおすすめします。

ただし、股関節の専門医でも人工関節を専門にしている先生から「人工関節にはまだ早いから、特に治療法はありません」といわれた、という話を聞くこともあります。そのような場合、地元のスポーツ整形外科を探してみてください。スポーツ整形外科では、関節の機能や体の使い方などについてリハビリをしながら診てもらえると思います。

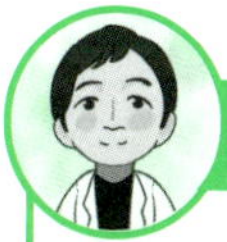

Jimmy's CHECK!

股関節の専門医がいる医療機関かスポーツ整形外科を受診しよう

近年では、整形外科も分業が進んでいます。症状が続くようなら、股関節の専門医を探して受診してみましょう。スポーツ整形外科では、内科的なことも含めて全身を診る訓練を積んでいる先生が多く、最新の治療法も取り入れて診療している傾向がありますから、あたってみるとよいでしょう。

薬物療法（関節内注射）の使用法と注意点

股関節への注射は、現在はエコーで針の先がどこにあるのかを見ながら関節のなかに注射をするのが一般的になっています。エコーはリアルタイムで画像が確認できて放射線被ばくもないので、治療の現場では不可欠なツールとなっています。

股関節の注射のなかで代表的なものが、炎症を抑えるための「局所麻酔＋ステロイド」の関節内注射です。この注射を打った結果、痛みが取れれば、股関節のなかに症状の原因があるとわかります。痛みがやわらいでいる間にリハビリテーションができて症状が改善する人と、数時間から数週間で元の痛みに戻ってしまう人がいます。

注射しても戻ってしまうということは、薬の効果では取れないほど炎症が強いということです。この関節内注射の反応を見ながら、治療方針を検討していきます。注射をしているうちに、股関節唇が治っていくこともあります。

股関節の周囲を走行する末梢神経への圧迫や刺激により痛みが起きる「末梢神経絞扼性障害《まっしょうしんけいこうやくせいしょうがい》」や筋肉の癒着に対しては、エコーを用いながらわずかに局所麻酔を混ぜた生理食塩水を注入し、神経周囲や筋膜の癒着を剥がすハイドロリリースという治療法があります。癒着によって妨げられていた正常な動きを取り戻すことで、症状が改善するかを確認していきます。注射をして痛みが取れたら、そこが原因だとわかります。これを「診断的治療」といいます。何度か注射を行いながら、リハビリテーションを行って機能改善をめざします。

ただし、効くからといってハイドロリリースをずっとやり続けても、一時的な解決策にしかなりません。病態がつかめたら、次は根本を解決することです。リハビリテーションをリンクさせて根本にあるインナーマッスルの筋力低下を防ぐことで、ハイドロリリースは効果を発揮できるのです。

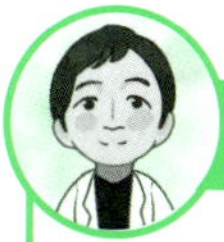

Jimmy's CHECK!

痛み止めのステロイド注射が“諸刃の剣”といわれる理由

ステロイド注射の効果が得られた患者さんは「また打ってほしい」といいますが、ステロイドには組織障害性があり、“諸刃の剣”ともいわれています。ステロイドは効果がある半面、使い続けると、副作用で守りたいはずの軟骨をもろくしてしまうことがあるため、注意が必要なのです。

薬物療法（飲み薬）の使用法と注意点

股関節の痛みを抑えるために、痛み止めを常用している患者さんも多く、「使いすぎはよくないですか？」とよく聞かれます。**一般的に知られている痛み止めには、ロキソニン（ロキソプロフェン）やカロナール（アセトアミノフェン）、セレコックス（セレコキシブ）などがあります。**

ロキソニンは、炎症による腫れや痛み、発熱を和らげます。カロナールは非ステロイド性抗炎症薬には分類されず、非ピリン系の解熱鎮痛薬です。セレコックスは非ステロイド性抗炎症薬で、合併症が生じにくいとされます。病院でも比較的簡単に処方され、ロキソニンとカロナールは同一の成分のものが市販薬としても販売されているので、痛みでつらいときに助けられている人も多いかと思います。

痛み止めのなかでもロキソニンを代表とする非ステロイド性抗炎症薬には、胃粘膜

を保護する物質を抑える作用があるため、消化管潰瘍の合併症の恐れがあります。胃や十二指腸などが痛くなり、高齢者では出血の原因になることもあり注意が必要です。

また、もう一つの深刻な合併症が腎機能障害です。腎臓はいったん失われた機能を二度と取り戻すことはできず、無自覚なまま進行していくのが怖いところです。すでに腎臓の機能が低下している人が、このような薬を飲み続けると、さらに悪化して取り返しのつかないことになる可能性があります。痛み止めの薬を何年も飲んでいる方は一度、腎機能の検査を受けることをおすすめします。

痛み止めには1日3回服用するものが多いですが、痛くて眠れないときは夜中にも飲んで、1日4回服用している人もいます。用法用量を超えて飲むと、副作用のリスクも高まりますので、自己判断で飲む量を増やすことは避けるべきです。

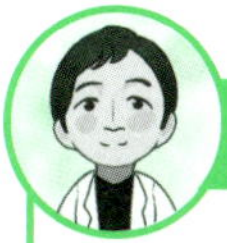

Jimmy's CHECK!

痛み止めの合併症を避けるためにも手術療法を検討するべき?

痛みが長引いているからといって漫然と痛み止めを内服していると、恐ろしい合併症を発症してしまう可能性があります。そのようなことを避けるため、薬を飲まなければ我慢できないほどの痛みが続く場合は手術療法を検討するなど、治療方針を決める指標の一つにもなります。

サプリメントの有効性は科学的に証明されていない？

「関節の痛みに効く」として販売されているサプリメントには、ヒアルロン酸やコンドロイチン、グルコサミンなどがあります。関節に痛みを感じている人のなかでは、試したことのある方も多いかもしれません。しかし、コンドロイチンやグルコサミンの内服は、有効性を示すエビデンスの裏付けに乏しく、医療保険の適応がありません。

患者さんからはよく「サプリメントを飲むと軟骨が増えますか？」「痛みが軽減できますか？」などと聞かれるのですが、日本整形外科学会と日本股関節学会の「診療ガイドライン」では、「各種サプリメント（コンドロイチン、グルコサミン、コラーゲン、ヒアルロン酸など）の治療効果については、一定の見解は得られていない」とされています。ただし、関節のなかにヒアルロン酸を直接注射する治療は推奨されています。軟骨を保護する作用をもつヒアルロン酸を補充することで、痛みを緩和し股関節の動きを改善する効果が期待できます。

日本整形外科学会のホームページには、一般の方向けに「サプリメントの効果について」として解説したページがあります。**実際、サプリメントが有効であるという論文もあれば、有効性はないという論文もあります。サプリメントが、科学的に有効性が証明されていれば病院で処方できる薬になるはずですが、保険適応にはなっていないとも書かれています。しかし、絶対に効果がないとは断言できない、ということのようです。**

動物実験の結果は必ずしも人に当てはまりませんが、コンドロイチンが徹底的に欠乏したマウスに飲ませたら、軟骨の治りがよくなったとの研究結果があります。これをどう捉えるかにもよりますし、私たちの体に200個以上もの関節が存在するなか、飲んだサプリメントの成分が、痛い股関節の軟骨へ集中的に届くとは限らないでしょう。

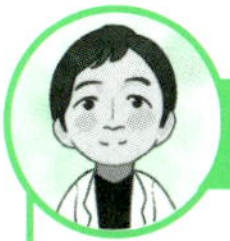

Jimmy's CHECK!

初期の変形性股関節症には有効な関節内ヒアルロン酸注射

2021年６月から変形性股関節症に対する関節内ヒアルロン酸注射が保険適応になりました。初期の変形性股関節症には有効で、炎症や痛みがやわらぎ、関節の動きがよくなりますが、進行した症例での効果は限定的とされています。効きにくい場合、繰り返し打つことはおすすめできません。

手術療法は最後の手段？

痛みや動きの制限などが生じていた股関節を人工関節に置き換える手術のことを「人工股関節置換術」といいます。つらい症状の大幅な改善が期待できる手術として、治療の選択肢の一つに加えています。あとは、一人ひとりの必要性に応じて検討していただき、最終的に「やはりインプラントは嫌です」ということでやらない方もいますが、「痛みがなくなるなら受けたいです」という方もかなりの割合でいます。

変形性股関節症の患者さんには、安定型と不安定型の方がいます。検査の結果、「あなたの股関節は安定型なので、大丈夫な可能性が高いです」とお話しするケースと、「あなたの股関節は残念ながら不安定型なので、自然な経過でいくとどんどん悪化する恐れがあります」とお伝えするケースがあります。どちらの場合も進行を食い止めるためにリハビリテーションを一生懸命頑張って、腸腰筋が機能するような状態をつくるのが大事で、そのために注射で痛みを抑えるなどのお手伝いをします。

3パターン目が、すでにほかの病院でしっかり治療を受けて機能的には改善しているのに、痛みが取れないケースです。そのような場合、「このままでは症状がこれ以上は改善しない可能性があるので、人工股関節という選択肢もあるかもしれません」とお話しするようにしています。

人工股関節置換術を受ける場合、現在は入院期間も短くなってはいますが、復帰までにはリハビリテーションの期間も必要になります。「このタイミングで治療をしたい」といった希望がある人もいますので、よく考えて決めていただきたいと思います。人工股関節を入れて順調に経過すれば、どんなに軟骨が傷んでいた人でも、痛かった頃のことを忘れるくらい普通の日常生活を取り戻すことができたという声をよくお聞きします。

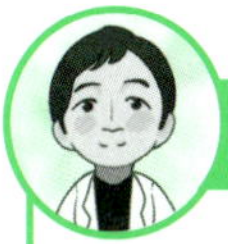

Jimmy's CHECK!

人工股関節置換術はどのようなタイミングで行うべき?

積極的に人工股関節置換術をおすすめすることはありません。しかし、どれだけ保存治療やリハビリを行っても反応しないほど炎症が強い、関節のなかが破綻してしまっている、機能的に改善していても痛みが取れない…そのような場合、あまり先延ばしせずに行ってもよいのではないでしょうか。

Column

知っておきたい
股関節の豆知識

04

リハビリテーションの目的

ケガや病気の診断と治療を行うのは医師ですが、その後、リハビリテーションを行って社会復帰やスポーツ復帰ができるようサポートするのは理学療法士やトレーナーなどのセラピストです。患者さんの意欲を高めるため、身体の機能の回復だけではなく、精神的な部分のケアが重要になることもあります。

治療や手術の後に、痛みや腫れの軽減、関節可動域の改善、筋肉の萎縮や筋力低下の予防などを目的として行うリハビリは、「メディカルリハビリテーション」とよばれています。この場合、「立つ」「歩く」「座る」などの日常生活に必要な動作がスムーズにできるようにし、社会復帰することをゴールとしています。

一方、積極的なスポーツ活動への復帰を目的として行うリハビリは、「アスレティックリハビリテーション」とよばれています。この場合も基本的な動作が大切ですから、メディカルリハビリテーションの延長線上で行われます。

股関節のケガや不調の多くは、日常生活やスポーツ活動における動作のクセや特性によるバランスの崩れが原因です。治療やリハビリがうまくいっても、以前と同じ身体の使い方をしていると、再び同じ場所を故障してしまう可能性が高いため、再発を防止するためのプログラムが重視されています。

第4章

誰でもできる Jimmy流 エクササイズ

股関節の痛みの原因の多くは、ふだんからの「メンテナンス不良」です。この章では、自宅で簡単にできる「Jimmy 流エクササイズ」をご紹介。ぜひみなさんも試してみてください。

股関節痛のメンテナンス不良を改善するには

股関節の痛みの原因の多くは、メンテナンス不良です。股関節のメンテナンスが悪い状態というのは、ひと言でいうと体の使い方が悪いということ。**具体的にはインナーマッスルとアウターマッスルのバランスが崩れている状態**になります。

一般的な運動量の人が「歩きすぎて股関節が痛くなった」というとき、股関節のなかで炎症が起こっていることがあります。その場合、炎症が落ち着くまで安静にするしかありません。関節内注射などで炎症を抑える治療法もありますが、自分でできることとしては活動量を落として股関節への負担を減らすことが大前提になります。

その次に何をすればいいかというと、筋肉の緊張を緩めたうえで筋肉を付けることです。**「緊張を緩めるべき筋肉＝アウターマッスル」「力を付けるべき筋肉＝インナーマッスル」です。**歩きすぎても股関節が痛くなる人とならない人がいるのは、筋肉貯金

（貯筋）の量が違うからです。たとえば、富士山に登るとか、普段は行わないハードな活動をしても1日休めば回復する人もいれば、何日か休んでもしばらく回復しない人がいます。**重要なのは、アウターマッスル優位の体の使い方ではなく、インナーマッスルをしっかり使うことです。**使えていない場合は、使える状態に体を誘導していくのですが、何も特別なことをする必要はありません。

この後のページで紹介する3つのトレーニング「Hip3」を行うだけで、インナーマッスルにスイッチが入った体の使い方に変わっていきます。1カ月後に外来でお会いしたとき、「毎日トレーニングを続けていたら、痛くなくなりました」という人も珍しくありません。アウターマッスルではなく、インナーマッスルが優位に働きやすい状態に変えていくことが極めて重要です。

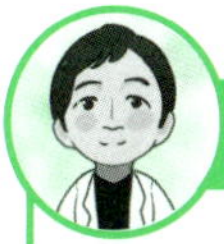

Jimmy's CHECK!

清原タイプがイチロータイプより故障しやすい理由は？

筋肉の付き方には大きく分けて、ムキムキマッチョな「清原タイプ」と必要な筋肉だけがついた「イチロータイプ」があります。清原選手は肉体を鍛えてから故障が増えました。インナーマッスルという土台がないのにアウターマッスルを付けすぎると、ケガの原因になってしまう可能性があるのです。

インナーマッスルとアウターマッスルのバランスが重要

股関節の調子が悪いとき、その進行を抑えるにはバランスを整えるトレーニングをすることが大切です。股関節が動いているときには、骨盤も動いています。骨盤が動くとき、アウターマッスルが硬くなっている状態は股関節にとってよくありません。**まずアウターマッスルを緩めて、生まれたての赤ちゃんのような状態になってもらうことが大事です。**私たちが歩行するとき、インナーマッスルを使って歩くことも、アウターマッスルだけで歩くこともできます。インナーマッスルを使っていると、背筋が伸びてスーッと歩けるので、ランウェイを歩くモデルのように美しい姿勢で歩くことができます。**一方、アウターマッスルだけしか使わないと、背中が丸まった猫背の状態になり、前傾して四つ足歩きに近い原始人歩きになってしまいます。**原始人歩きをすると、さらにアウターマッスルが緊張して硬くなってしまうわけです。

よく「マッサージを受けたりリハビリをしても、すぐに戻ってしまうんです」という声を聞きます。その原因は、正しい体幹トレーニングができていないからと考えられます。慢性的に股関節が痛い人は、マッサージを受けた直後はラクになったように感じても、数日から1週間もすれば戻ってしまうことが多いかもしれません。マッサージは過度に緊張して硬くなった筋肉を緩めるもので、緊張の原因そのものを改善するわけではありません。そのため、施術のあとは一時的に筋肉が緩んでラクになりますが、生活のなかで体に負担がかかると、筋肉は緊張して硬くなってしまうのです。

運動パターンがアウターマッスル優位の状態からインナーとアウターのバランスが取れた状態になって初めて、「筋肉が硬くなる→マッサージを受ける」という負のループから抜け出すことができます。そのためのキーポイントが「Hip3」です。

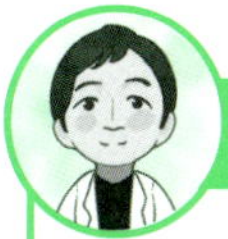

Jimmy's CHECK!

トレーニングを行う順番は インナーマッスルを先に

アウターのトレーニングが優先されがちですが、インナーのトレーニングを先に行ってください。食事と同じでバランスが大事です。最近の研究では、インナーマッスルは何か異常を感知したとき、最初にスイッチが入り、まわりの筋肉に伝達していくセンサーとして働くこともわかっています。

今日から始めてほしい「Hip3」とは？

股関節に痛みがあるときでもできるエクササイズとして、おすすめしているのが「Hip3」です。これは子どもから高齢者、プロのアスリートまで幅広い治療を担当しているアスレチックトレーナーの畑中仁堂《はたなかじんどう》先生が提唱している13個のトレーニングのなかから3つをピックアップしたものです。

股関節で悩んでいる患者さんのなかでも、構造的なトラブルが起きてしまっている場合には、最終的に手術を選択せざるを得ないこともあります。しかし、メンテナンス不良で股関節の機能が低下している状態の患者さんの多くは、リハビリテーションで改善します。

自分でやっていただきたいトレーニングで、最も大事な位置づけにあるのが「Hip3」です。「Hip3」は、①サイドツイスト、②キャット&ドッグ→バード&

ドッグ、③ゲットアップクロスの3つからなり、体幹スイッチを入れることで股関節の負担を軽減します（基本的に①〜③の順番で行い、最も重要なのは②です）。

外来に来られた患者さんには「とにかくHip3をやってみてください」とお伝えして、YouTubeのチャンネルに飛べるQRコードが印刷されたプリントをお渡ししています。この本を読んでくださっているみなさんも、ぜひ継続してやってみてほしいと思います（できれば毎日、少しずつでも行ってください）。

股関節のトレーニングというと、横向きになって足を上げ下げする「クラムシェル」や「外転運動」などがイメージされやすいですが、これらには致命的な問題点があって、それは股関節を動かすということです。すでに股関節が痛い人がやると逆効果になることがあるため、**股関節を動かさずにできるトレーニングをピックアップしたのが「Hip3」なのです。**

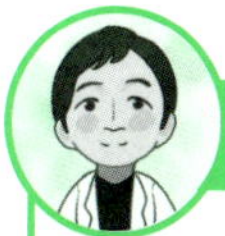

Jimmy's CHECK!

「Hip3」の一番のメリットは股関節が痛くても取り組めること

「Hip3」は股関節を動かさないトレーニングを選んでいるので、股関節が痛くても取り組めます。リハビリの鉄則として、患部以外の部位から攻めるということがあります。「Hip3」も股関節のリハビリを行う前に、体幹にスイッチを入れる方法にフォーカスしたものといえます。

Hip3
1

サイドツイスト

背骨と肩甲骨の動きを連動させ、可動域を獲得

01

横向きに寝て右手を頭の後ろに置きます。このとき左手で右肋骨を押し下げておきます。肋骨を押し下げると胸式呼吸から腹式呼吸に誘導され、横隔膜がしっかり動くようになります。すると、コアマッスルが刺激され、体幹の筋力づくりの土台になります。

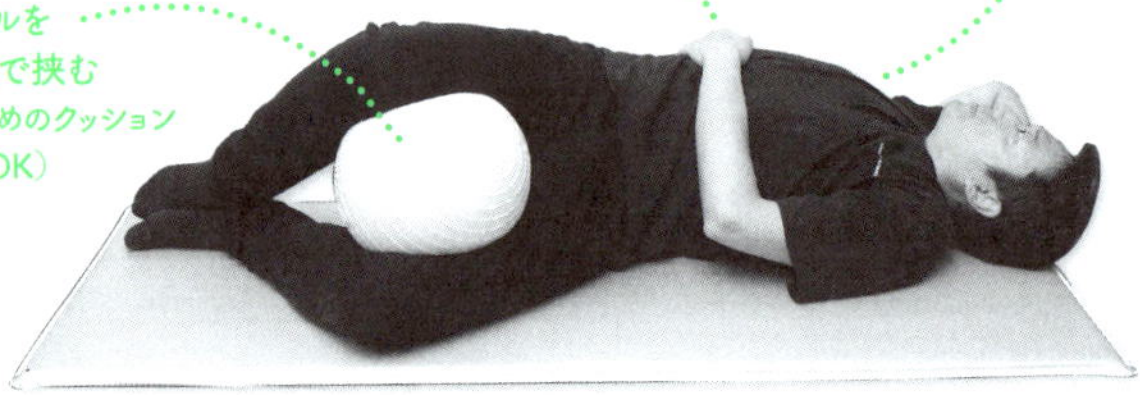

肋骨に手を添えて
押し下げる
思いきり胸を張って
大胸筋を伸ばしておく
ボールを
両膝で挟む
（大きめのクッション
でもOK）

02

右ひじを遠くに伸ばすように、息を吐きながら体を丸めます。

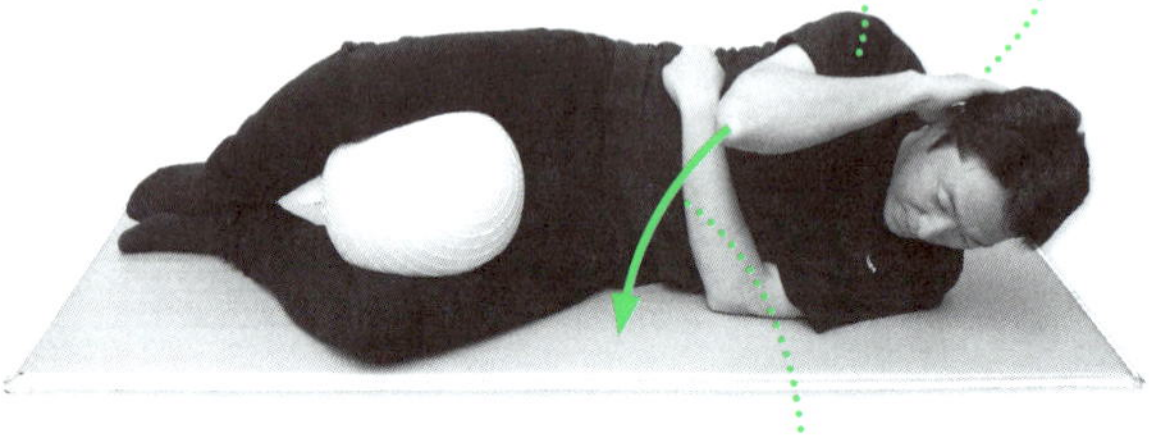

肩甲骨を
ゆっくり開きながら
手は軽く添える
曲げたひじを
遠くに伸ばすように
体を丸めていく

エクササイズの
各動画は
Dr.JimmyのYouTube
チャンネルをご覧ください
（最終ページ〈152P〉参照）

03

右ひじをできるだけ左膝に近づけます。頸椎、胸椎、腰椎を丸めると、
肩甲骨が外側に開いていきます。

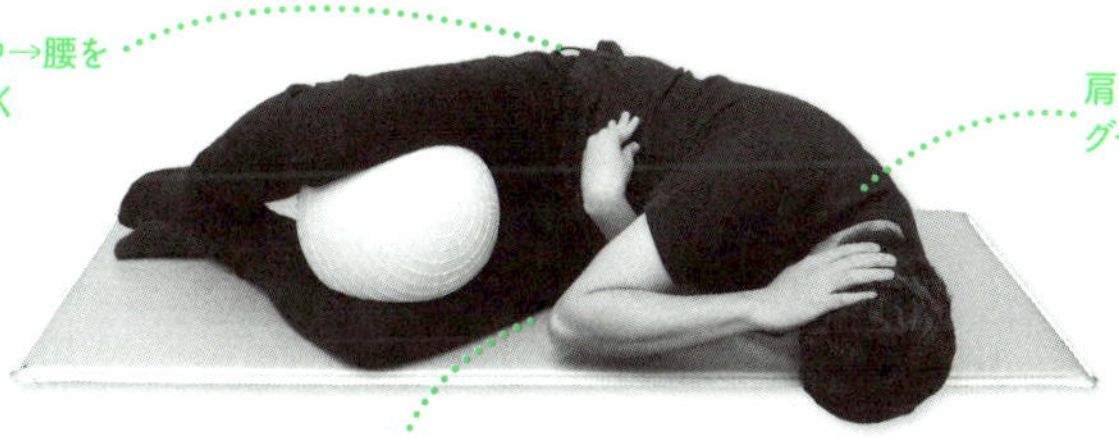
首→胸→背中→腰を
順に丸めていく
肩甲骨を
グーッと大きく開く
膝とひじを
できるだけ近づける

04

胸を張るように、息を吸いながらゆっくり戻します。戻すときに大胸筋が伸び、
深部にある前鋸筋とそれにつながった外腹斜筋のストレッチにもなります。

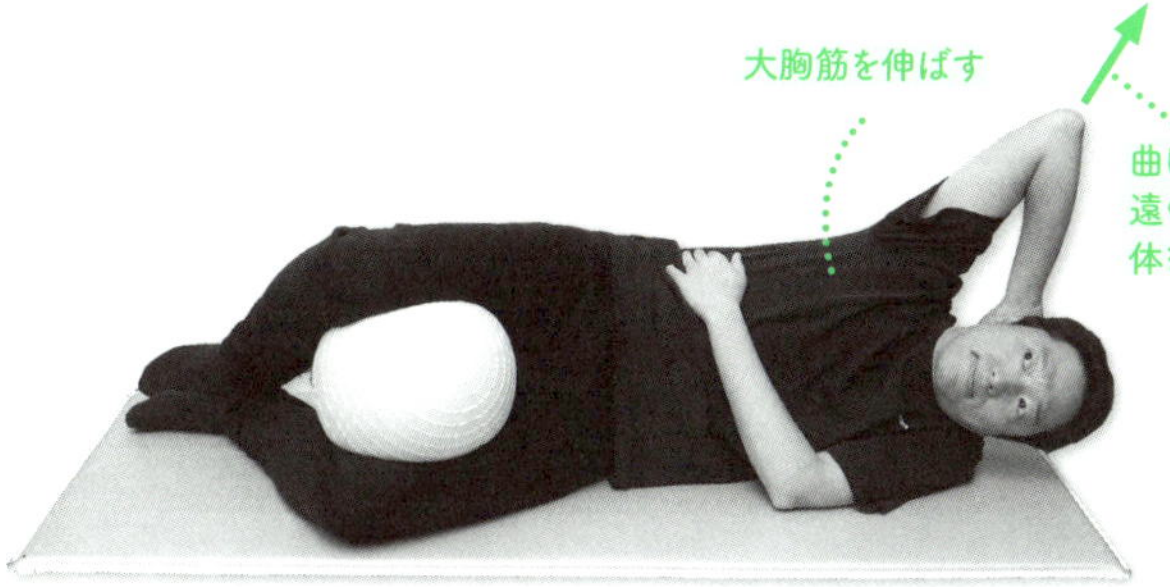
大胸筋を伸ばす
曲げたひじを
遠くに伸ばすように
体を戻していく

05

ゆっくりしたペースで2～3回繰り返します。

06

左右を逆にして、①から⑤までを行います。

POINT

背骨をしっかり曲げて伸ばす動きと肩甲骨の動きを連動させて、可動域を出すことが目的です。肩だけの動きにならないよう注意しましょう。膝の間にバランスボールやクッションを挟むと、股関節が内旋せず、痛みを感じずに実施することができます。

Hip3
2-1

キャット&ドッグ

●骨盤・脊柱の可動性を改善

01

四つん這いになり、手は肩幅より少し開いて手脚へ均等に体重を乗せます。指先を少し内側に向けます。

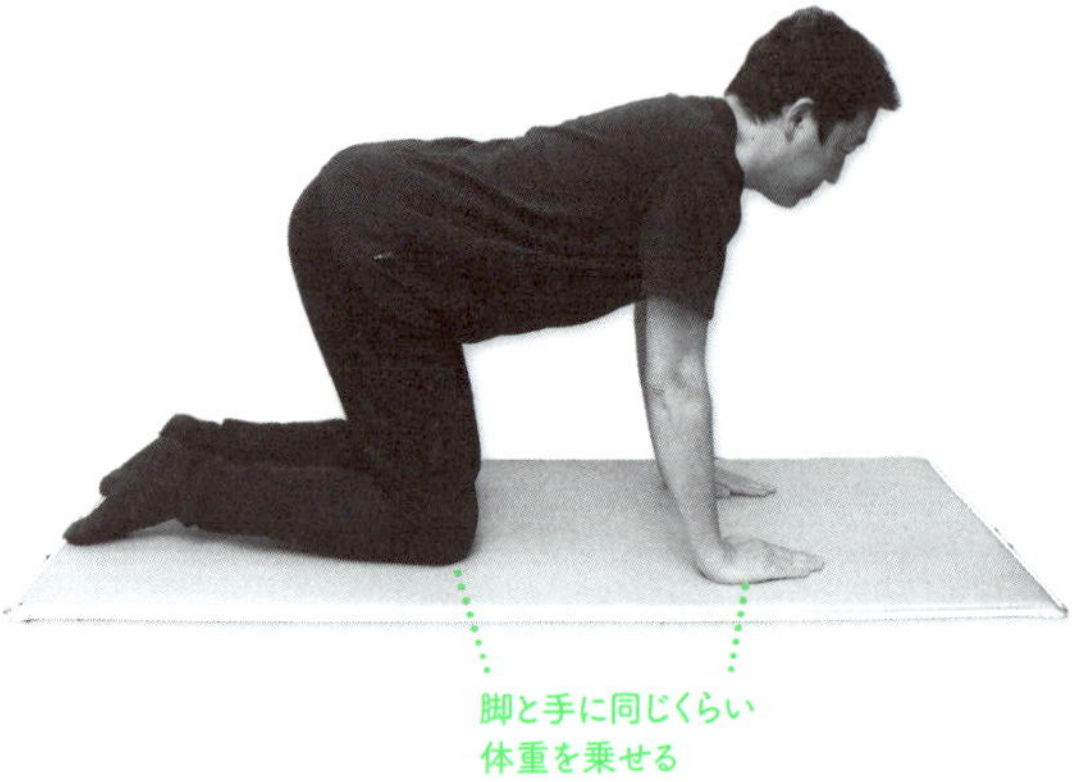
脚と手に同じくらい
体重を乗せる

02

両手で床を押すようにして息を吐いて、お腹をのぞき込むように背中全体を丸めます(キャットのポーズ)。

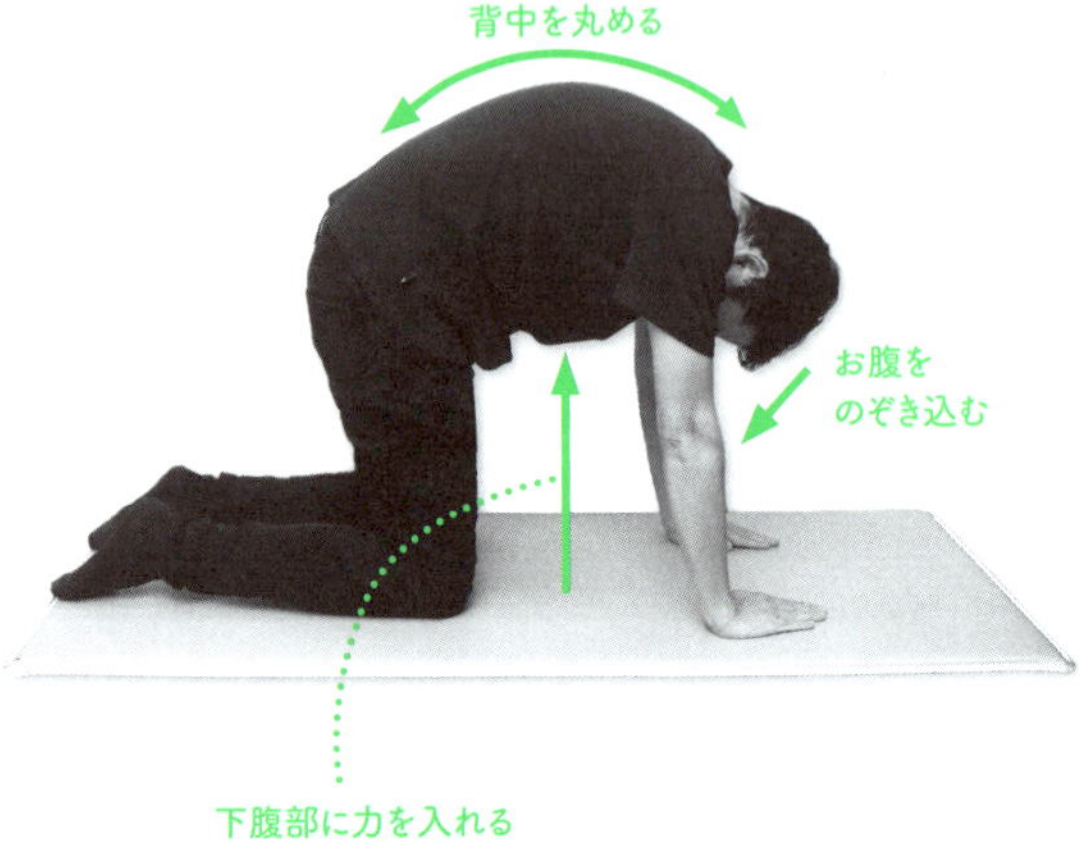
背中を丸める
お腹を
のぞき込む
下腹部に力を入れる

03

肩甲骨を寄せながら息を吸って、背中全体を反らしていきます（ドッグのポーズ）。
わずかにひじを曲げても構いません。

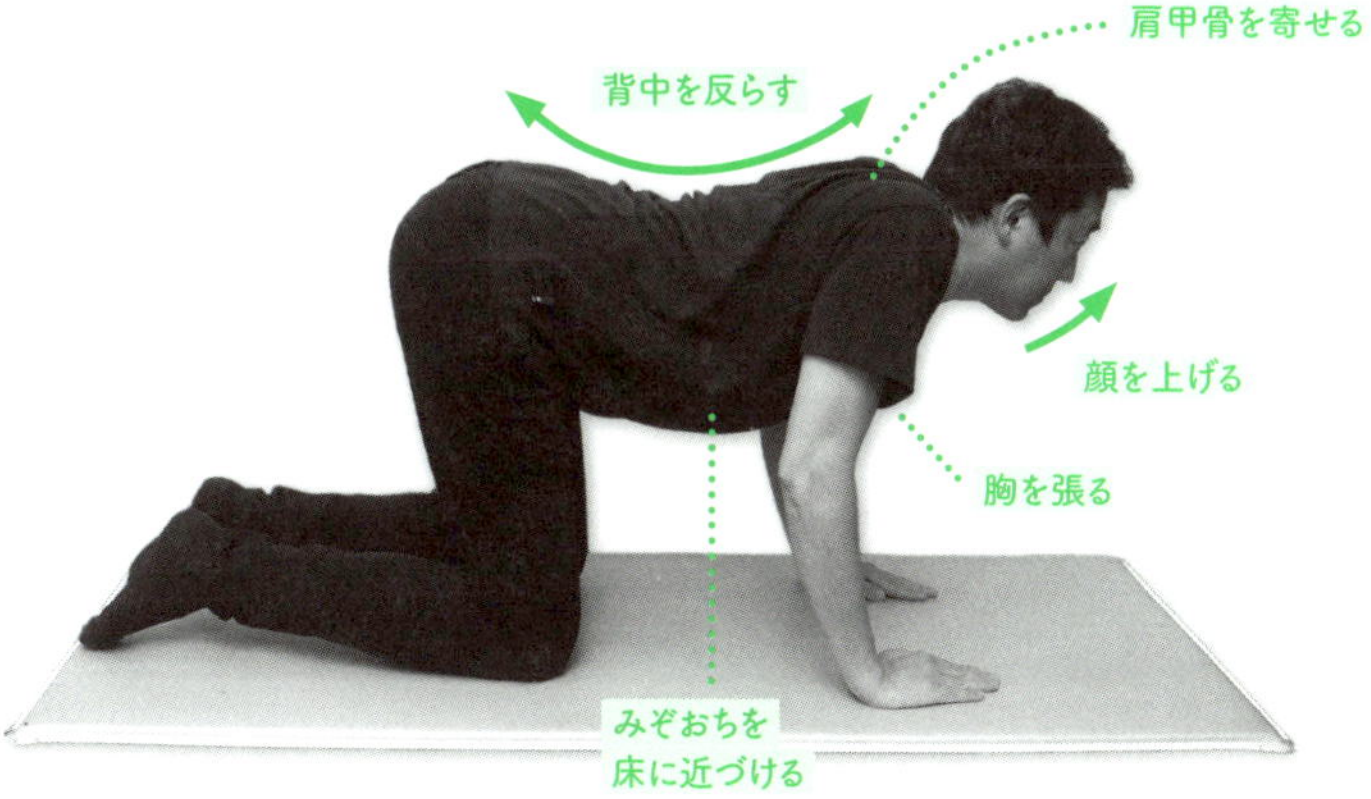
肩甲骨を寄せる
背中を反らす
顔を上げる
胸を張る
みぞおちを
床に近づける

04

①から③までをゆっくり2～3回繰り返します。

POINT

猫や犬の姿勢に似た体勢をとることからこの名称がついています。背中を反らすときに肩甲骨を寄せることと、骨盤を前傾させることがポイントです。手首が痛い人は、ひじと膝で四つん這いになる方法を試してください。

Hip3
2-2

●「Hip3」の最重要トレーニング。体幹の安定性を強化

バード&ドッグ❶（バランスボールなし）

01

四つん這いの姿勢で、一度背中を丸めます。

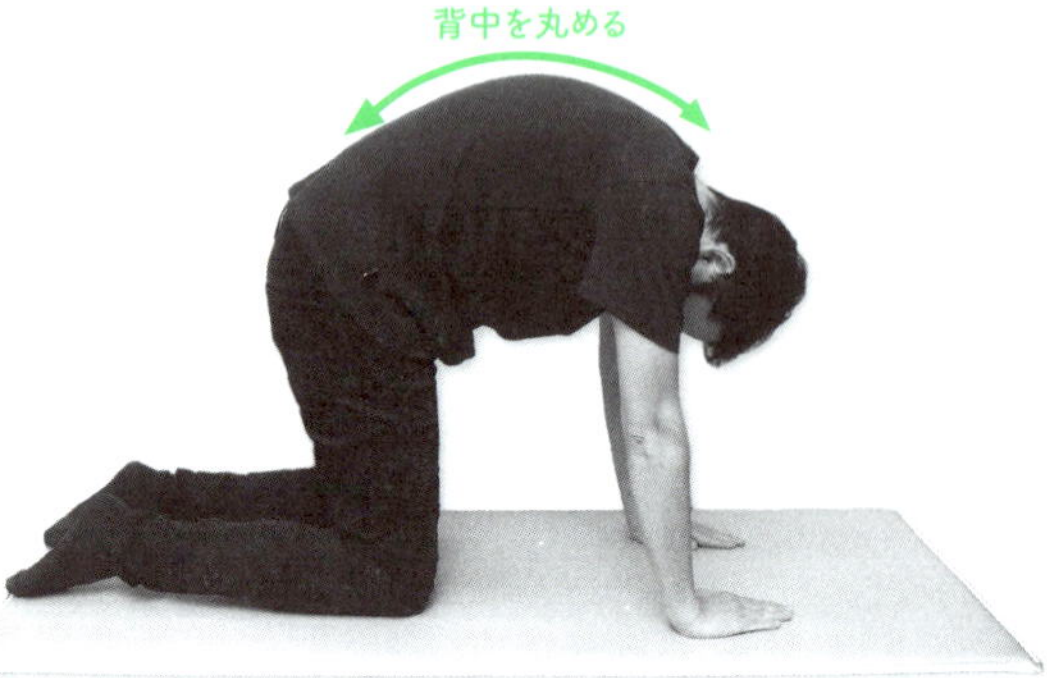
背中を丸める

02

首を長く保ったまま、みぞおちを床に近づけます。

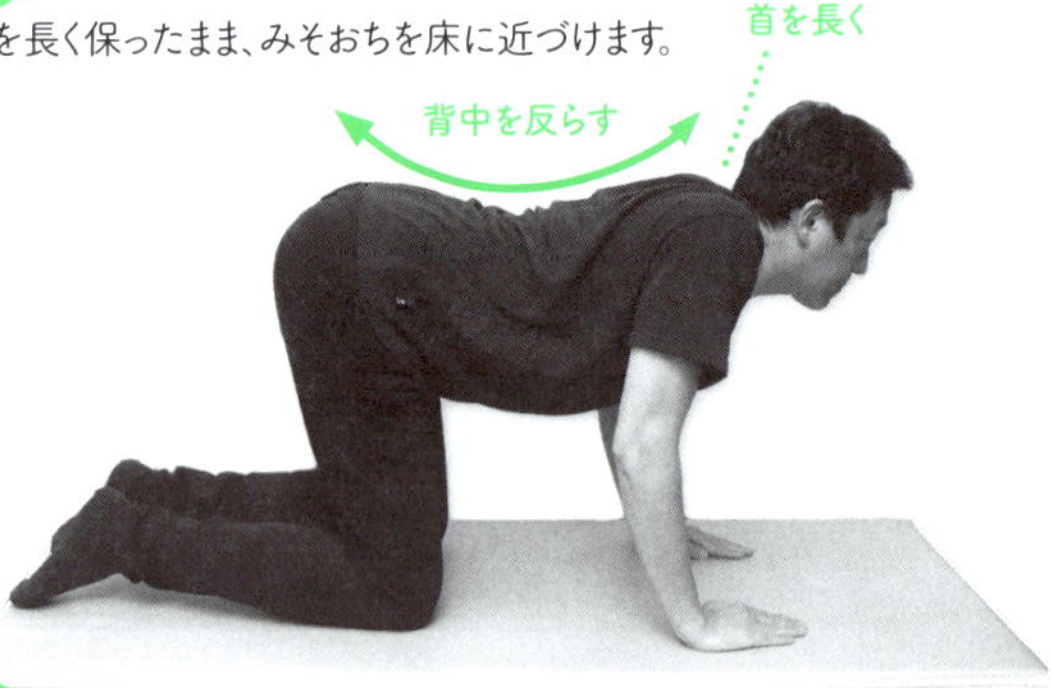
首を長く
背中を反らす

03

右手で床を押しながら、左手を伸ばします。手のひらを上に向けると肩がねじれず、肩の力が抜けることでインナーマッスルに力が入りやすくなります。

目線は
前を見る
手のひらは
上に向ける
手を伸ばす
手で床を押す

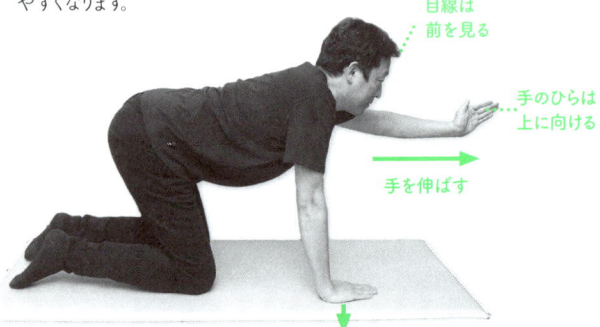

04

続いて右脚を伸ばします。姿勢をキープしたまま、呼吸を8回行います（3秒間息を吸って5秒間吐きます）。

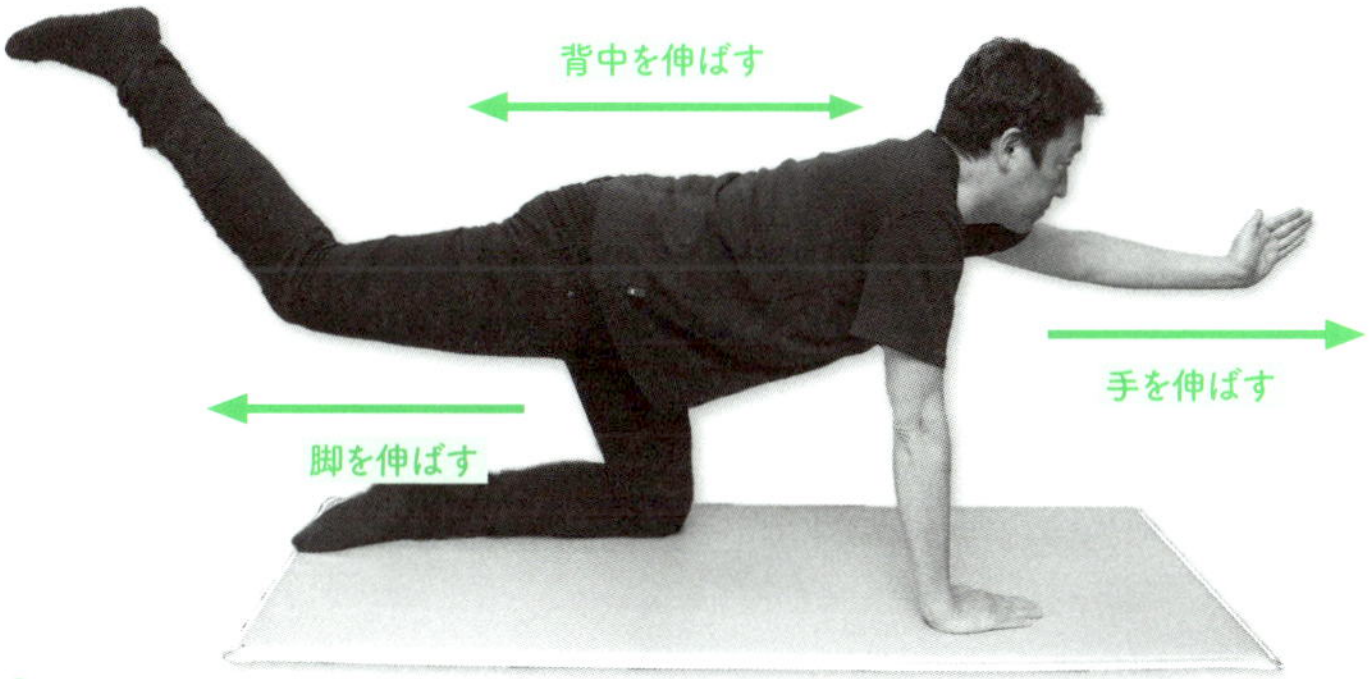

05

左右を逆にして、①から④までを行います。

POINT

手で床を押すと、同じ側の前鋸筋・内外腹斜筋が収縮し、反対の脚を伸ばすとき腹横筋と腰部多裂筋に力が入り、体幹が安定して骨盤の動きと腸腰筋の筋力もアップします。赤ちゃんが歩けるようになる前にする「ハイハイ」と同じトレーニングです。手首や肩が痛い方は、次ページの❷を行ってください。

こんな姿勢はNG

正しくない姿勢では、効果が得られません。「やじろべえ」のようにグラグラしてしまい、手と脚が下がってしまう人がよくいます。背中の上に宝物を置いて、落とさないようにするイメージで行ってください。

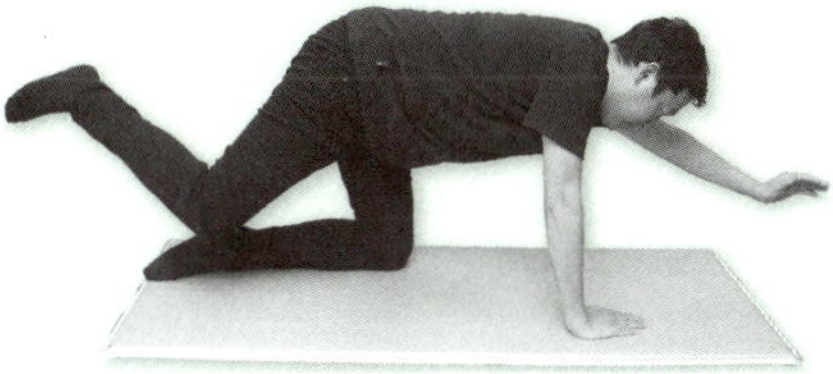

Hip3
2-2

バード&ドッグ❷（バランスボールあり）

●手首や肩が痛い人向け。バランスボールで痛みを緩和

01
バランスボールをお腹に抱えて、四つん這いの姿勢になります。

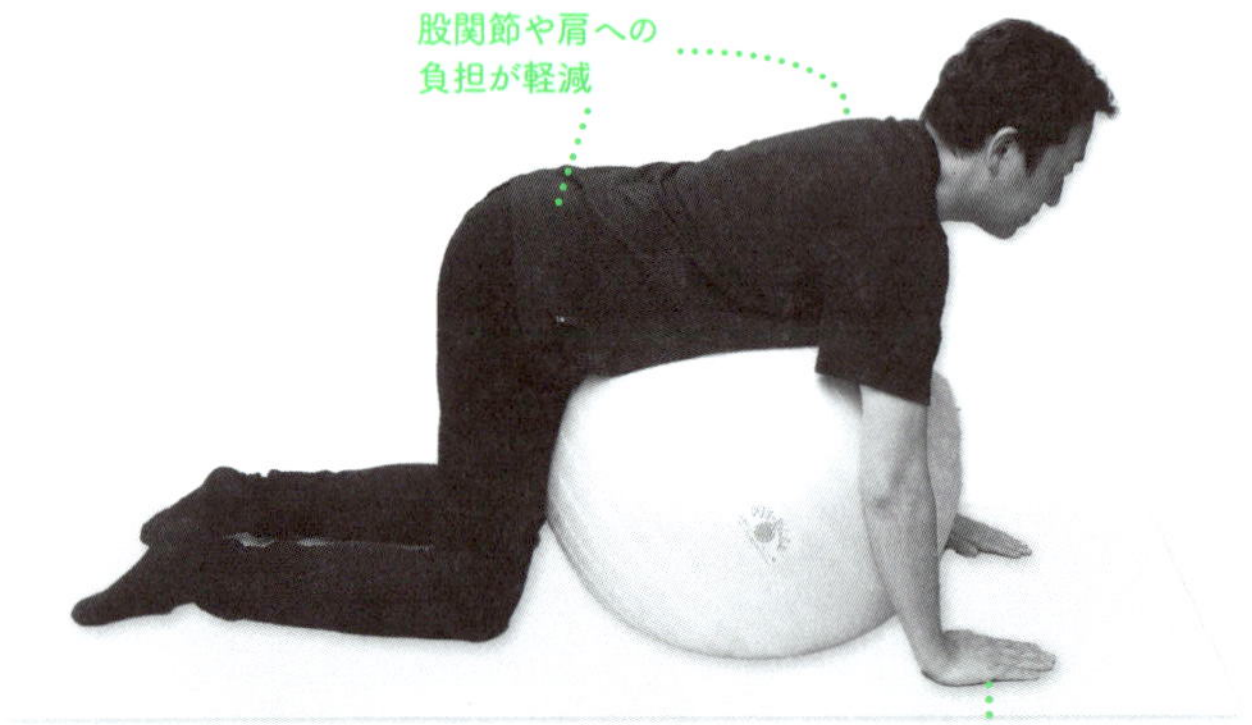

股関節や肩への
負担が軽減
手に負担が
かかりにくくなる

02
首を長く保ち、右手で床を押しながら、手のひらを上に向けて
左手を伸ばします。

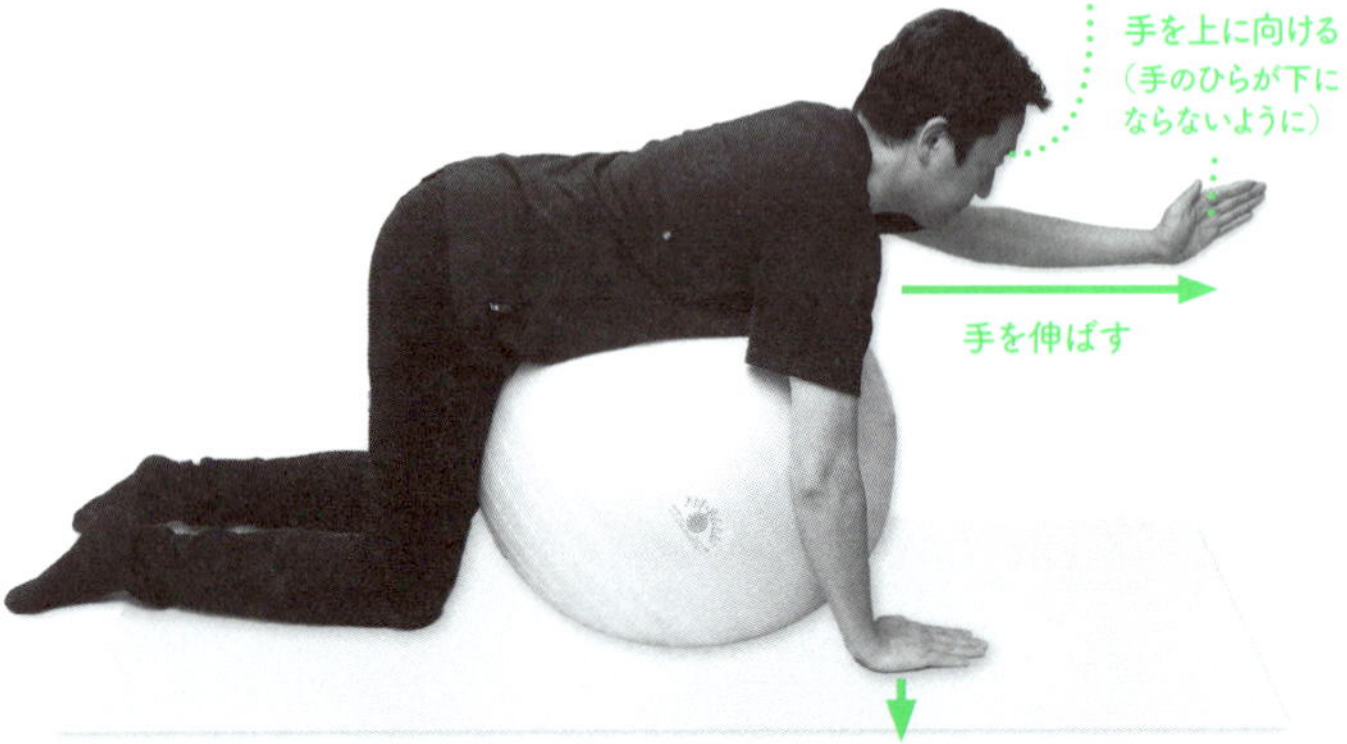

目線は
前を見る
手を上に向ける
（手のひらが下に
ならないように）
手を伸ばす
手で床を押す

03

続いて右脚を伸ばします。姿勢をキープしたまま、呼吸を 8 回行います（3 秒間息を吸って 5 秒間吐きます）。

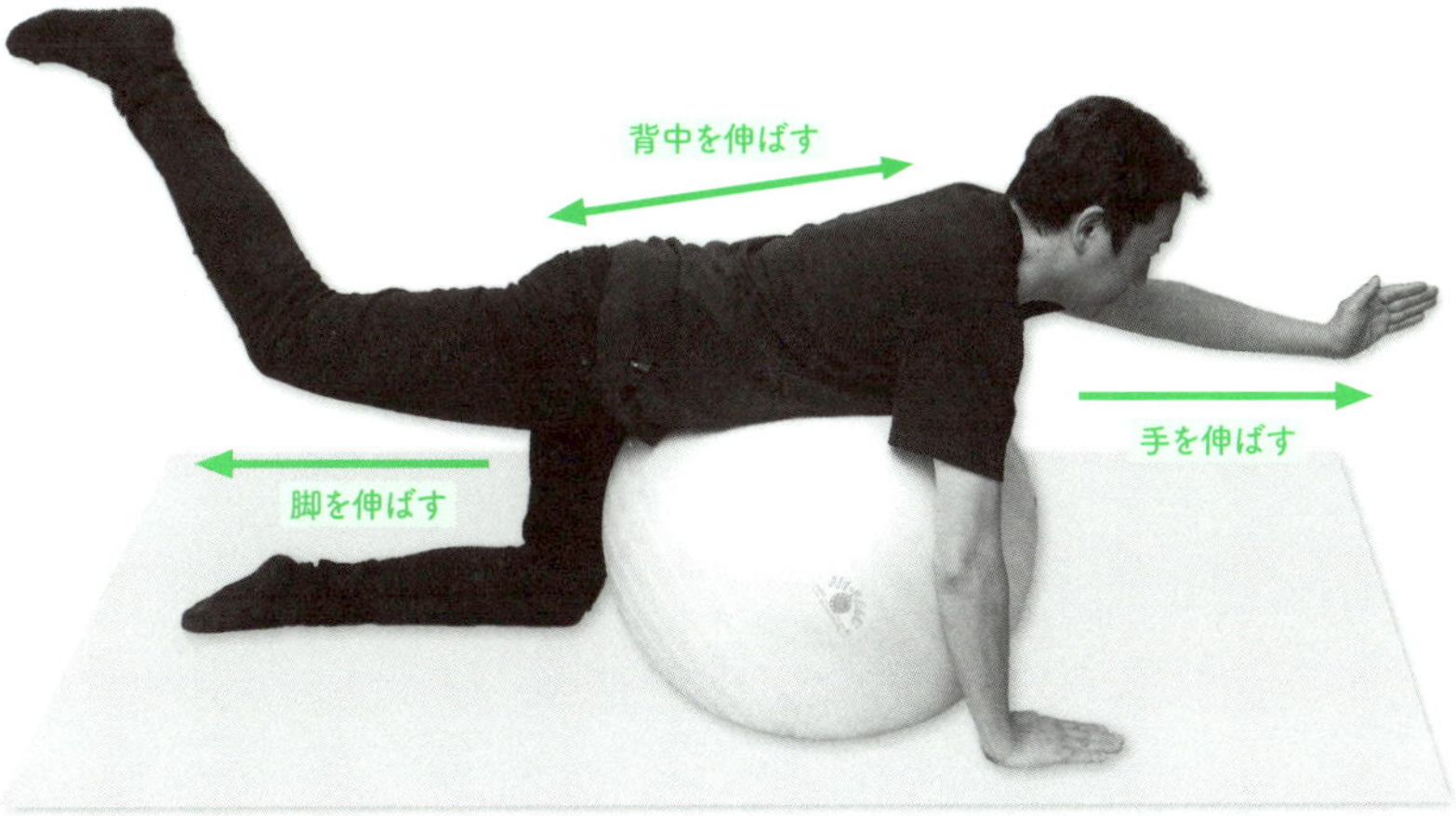

04

左右を逆にして、①から③までを行います。

POINT

お腹にバランスボールを抱えるようにして乗ることで、手にかかる力はほんのわずかになります。バランスボールによって、しっかりと支えができるので、安定した状態で「バード＆ドッグ」が行えます。対角線上の片手と片脚を上げた状態で深呼吸をして、腸腰筋、腹横筋、腹斜筋などが動いているのを感じてください。

Hip3
3

腸腰筋のスイッチをオン
ゲットアップクロス❶（通常）

01

仰向けに寝た状態で、手のひらを外側にして右手を天井に向かって伸ばします。このとき左手は右のお腹の上に軽く置きます。

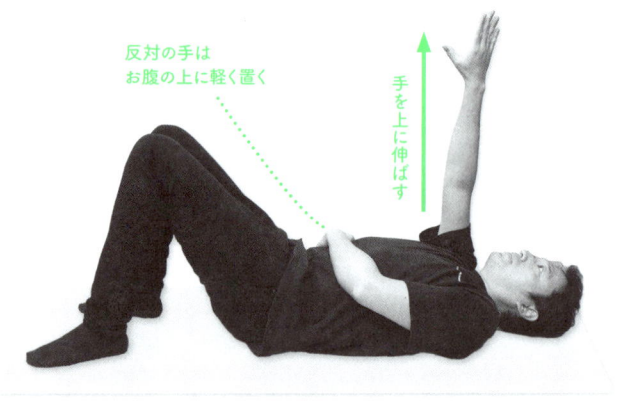

02

右手は伸ばしたまま、左の膝に向かって体をひねっていきます。

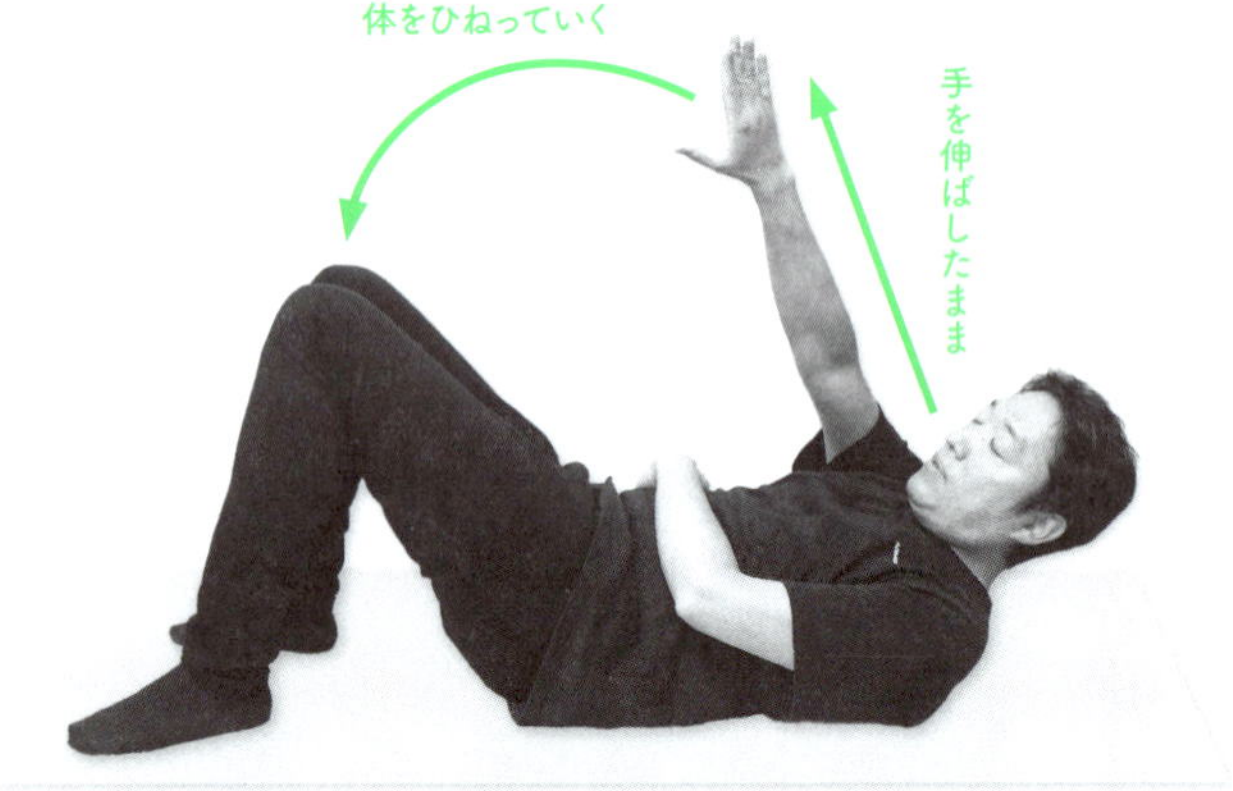

03

そのまま肩甲骨が床から離れるくらいまで体を起こします。このとき首の力で起きないように注意してください。

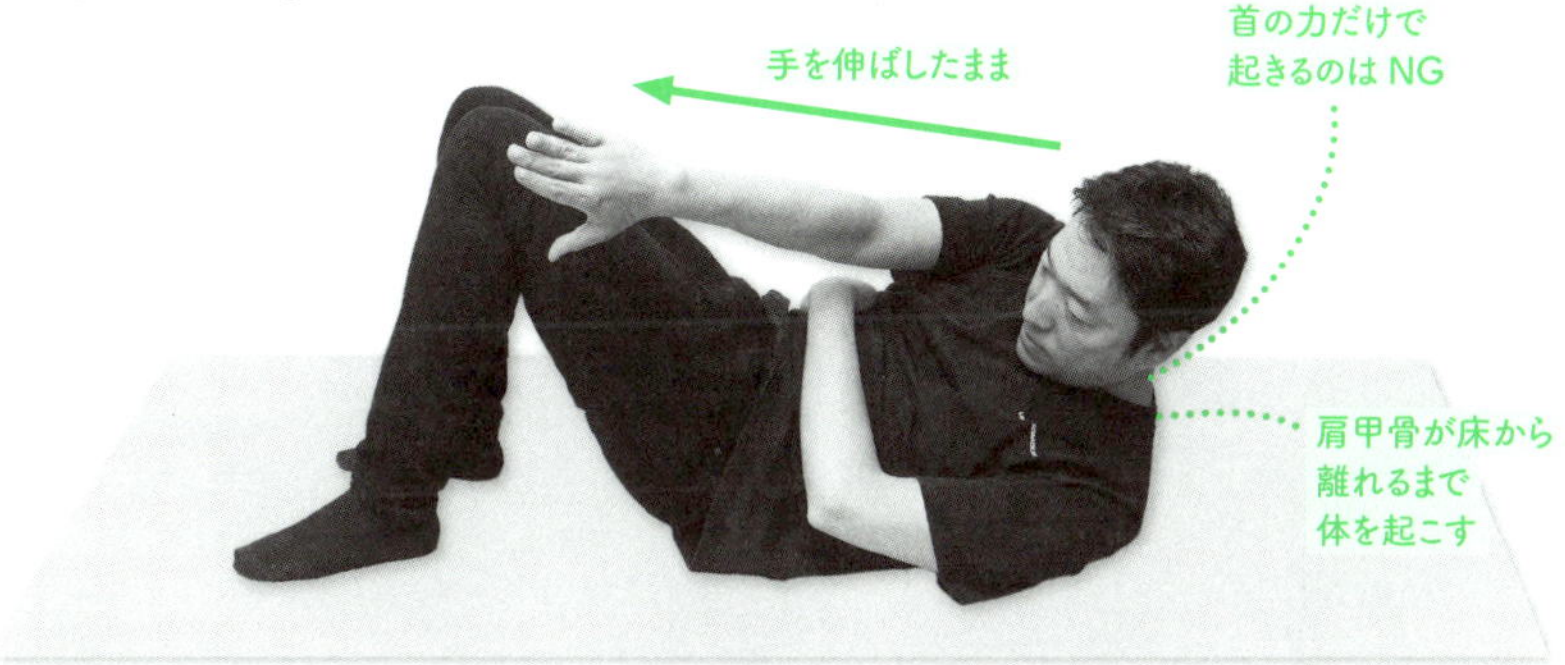
手を伸ばしたまま
首の力だけで
起きるのはNG
肩甲骨が床から
離れるまで
体を起こす

04

肩甲骨が床につく少し前まで体を戻して、また起こします。

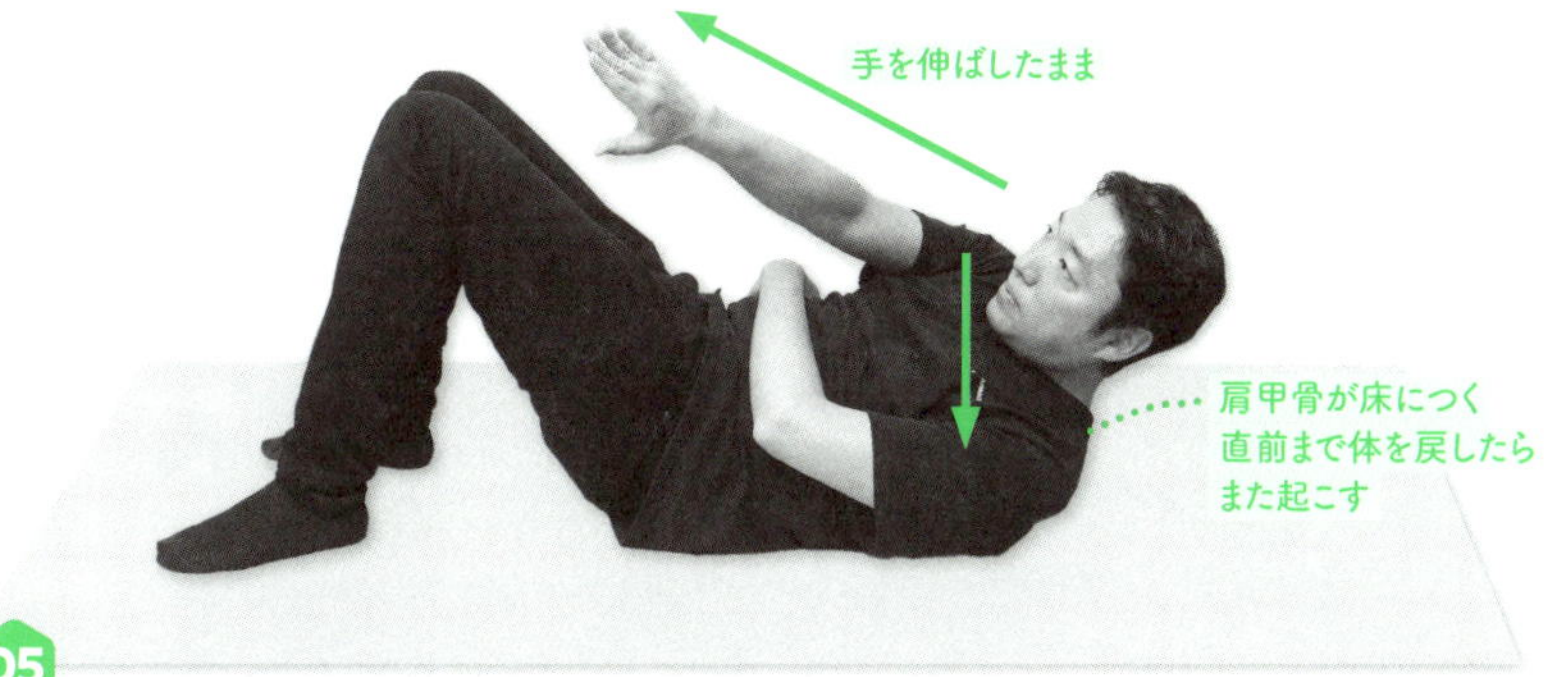
手を伸ばしたまま
肩甲骨が床につく
直前まで体を戻したら
また起こす

05

ゆっくりしたペースで10回繰り返します。

06

左右を逆にして、①から⑤までを行います。

POINT

前鋸筋・内外腹斜筋・腹横筋の運動性を強化し、腸腰筋にスイッチを入れるためのトレーニングです。首の筋肉を使わず、手を常に遠くに伸ばすよう意識しながら行いましょう。

Hip3
3

●❶よりもさらに負荷を高めて
ゲットアップクロス❷（負荷高め）

01
仰向けに寝た状態で、手のひらを外側にして右手を天井に向かって伸ばします。

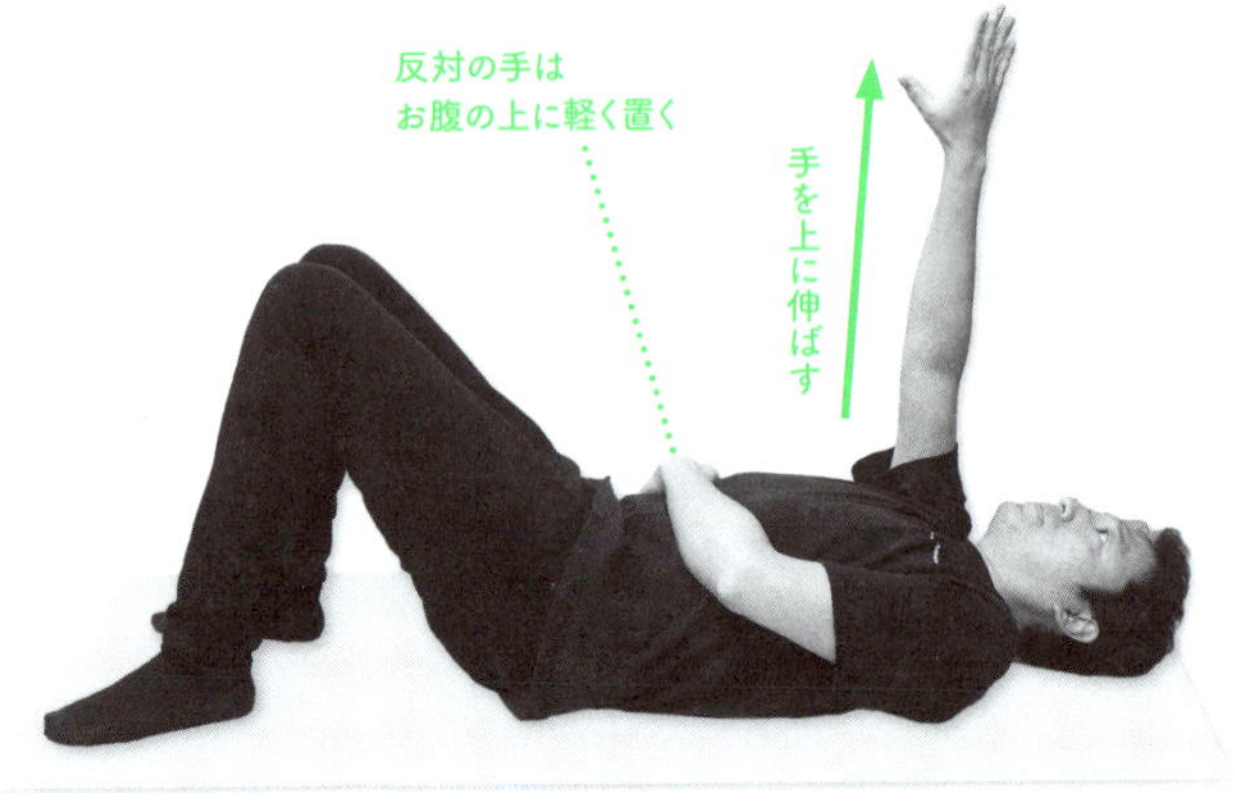
反対の手は
お腹の上に軽く置く
手を上に伸ばす

02
右手は伸ばしたまま、左の膝に向かって体をひねっていきます。

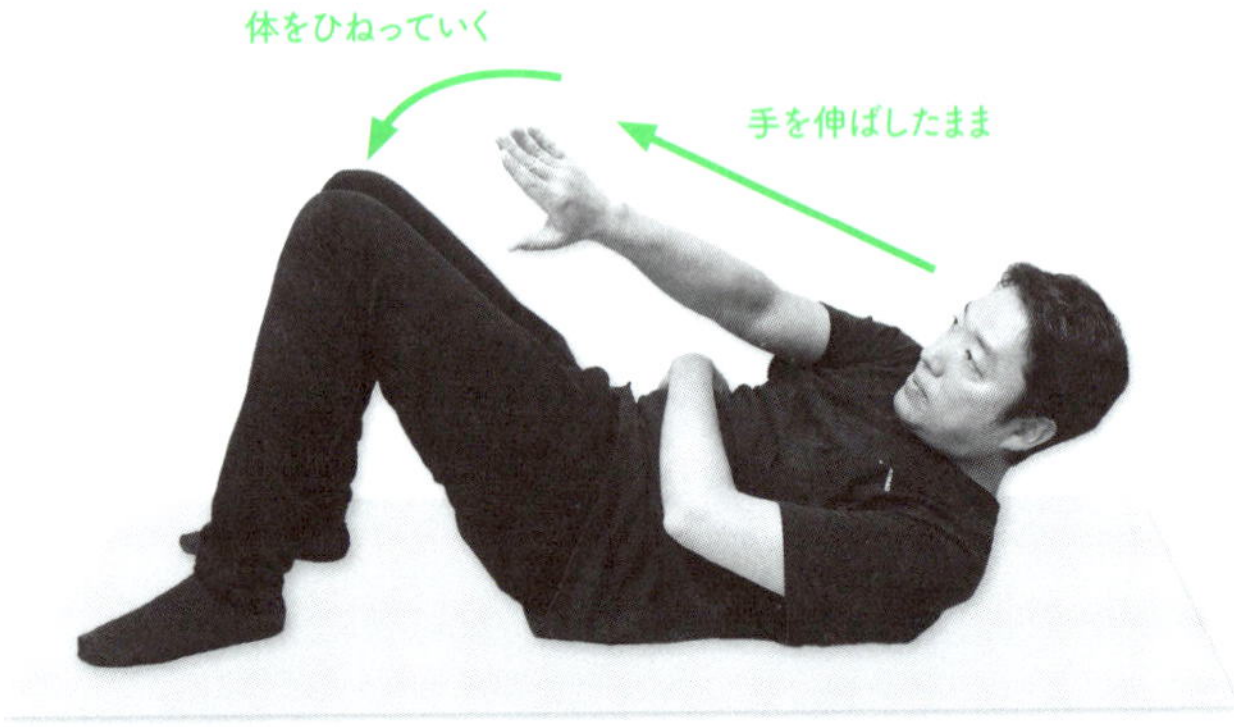
体をひねっていく
手を伸ばしたまま

03

肩甲骨が床から離れるくらいまで体を起こし、同時に左の膝を上げます。このとき、あまり高く上げる必要はありません。肩甲骨が床につく少し前まで体を戻して、また起こします。

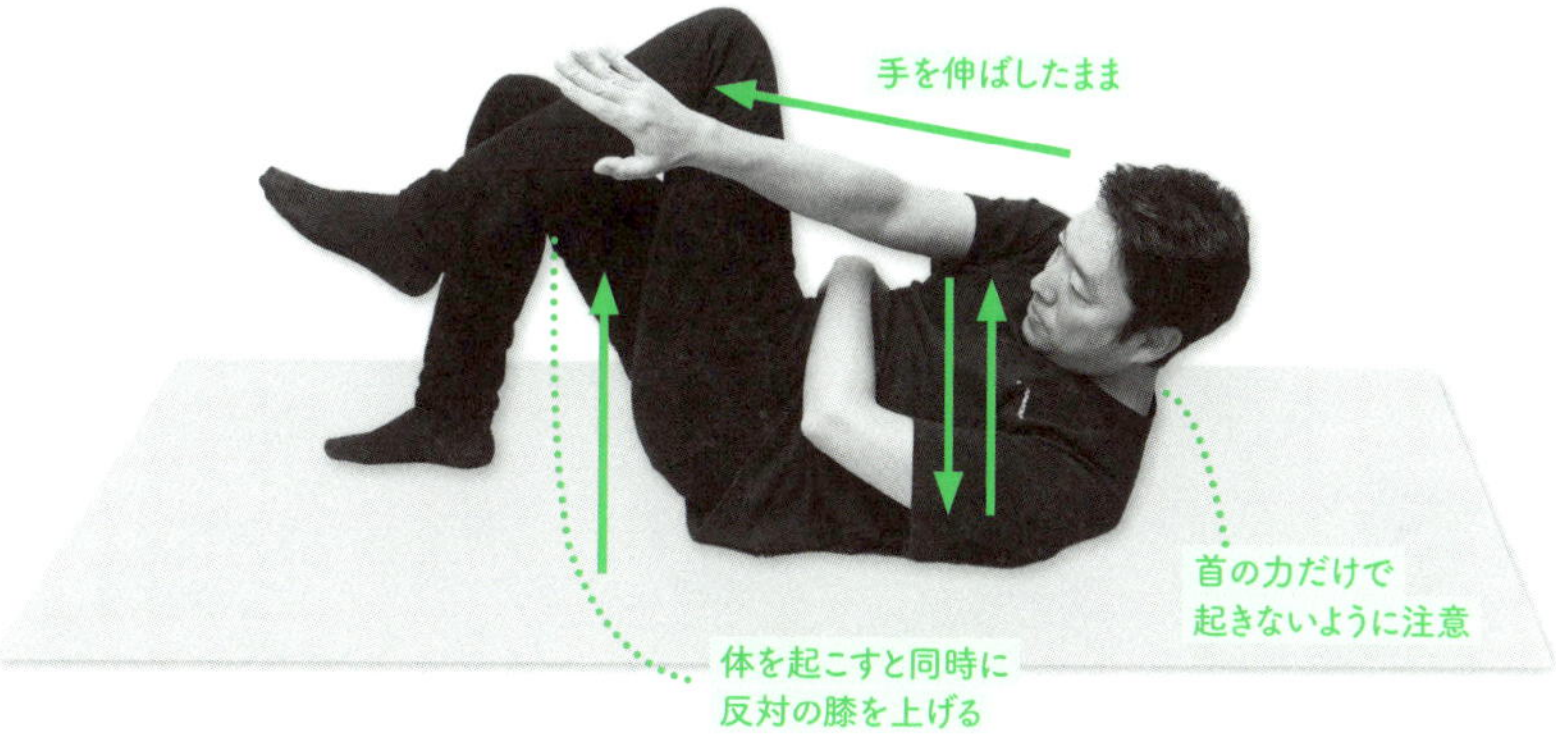
手を伸ばしたまま
首の力だけで
起きないように注意
体を起こすと同時に
反対の膝を上げる

04

ゆっくりしたペースで 10 回繰り返します。

05

左右を逆にして、①から④までを行います。

POINT

お腹に置いた手で、脇腹に力が入るのを感じながら行いましょう。また、力が入った脇腹から反対側の股関節へのつながりを意識してください。ゲットアップクロス❷は❶よりも負荷が大きいため、股関節に痛みがある人は無理をせずに❶を実践しましょう。

Hip3
応用編

●体幹の安定性を強化

飛行機のポーズ（アラベスク）

01

両脚を少し開いて立ち、
両手を上げて万歳します。

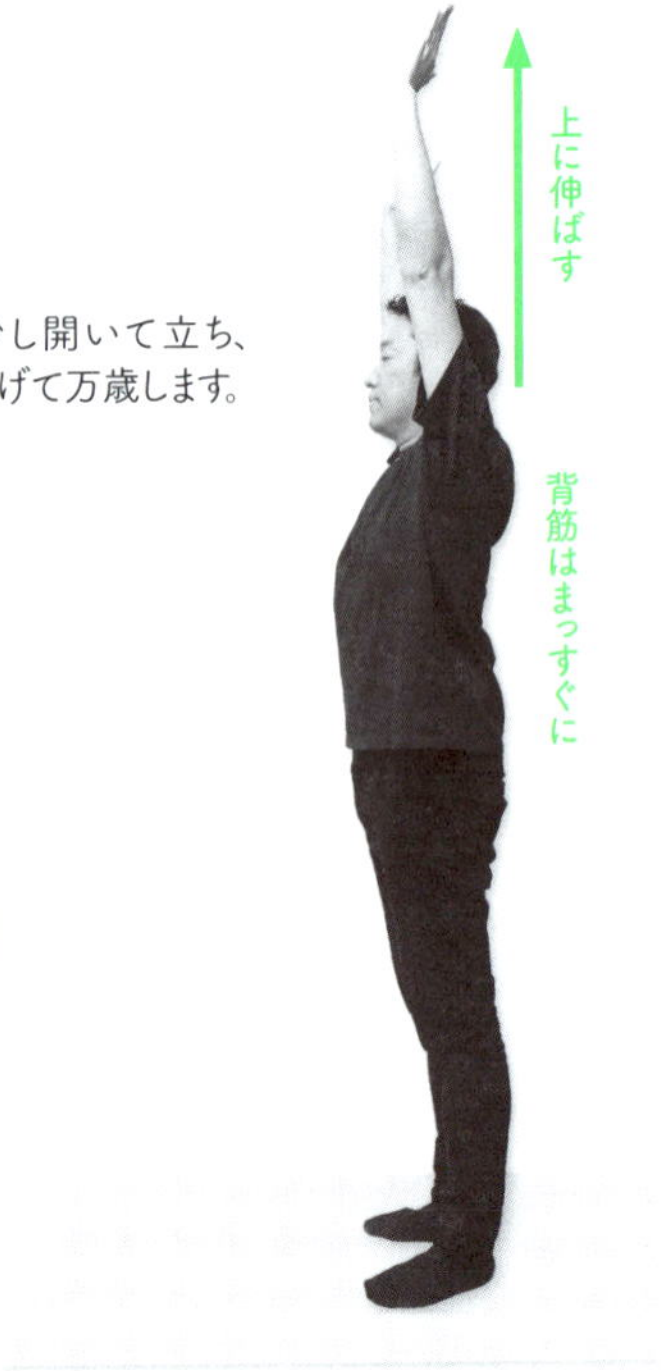

上に伸ばす
背筋はまっすぐに

02

片方の膝を曲げて
上げます。

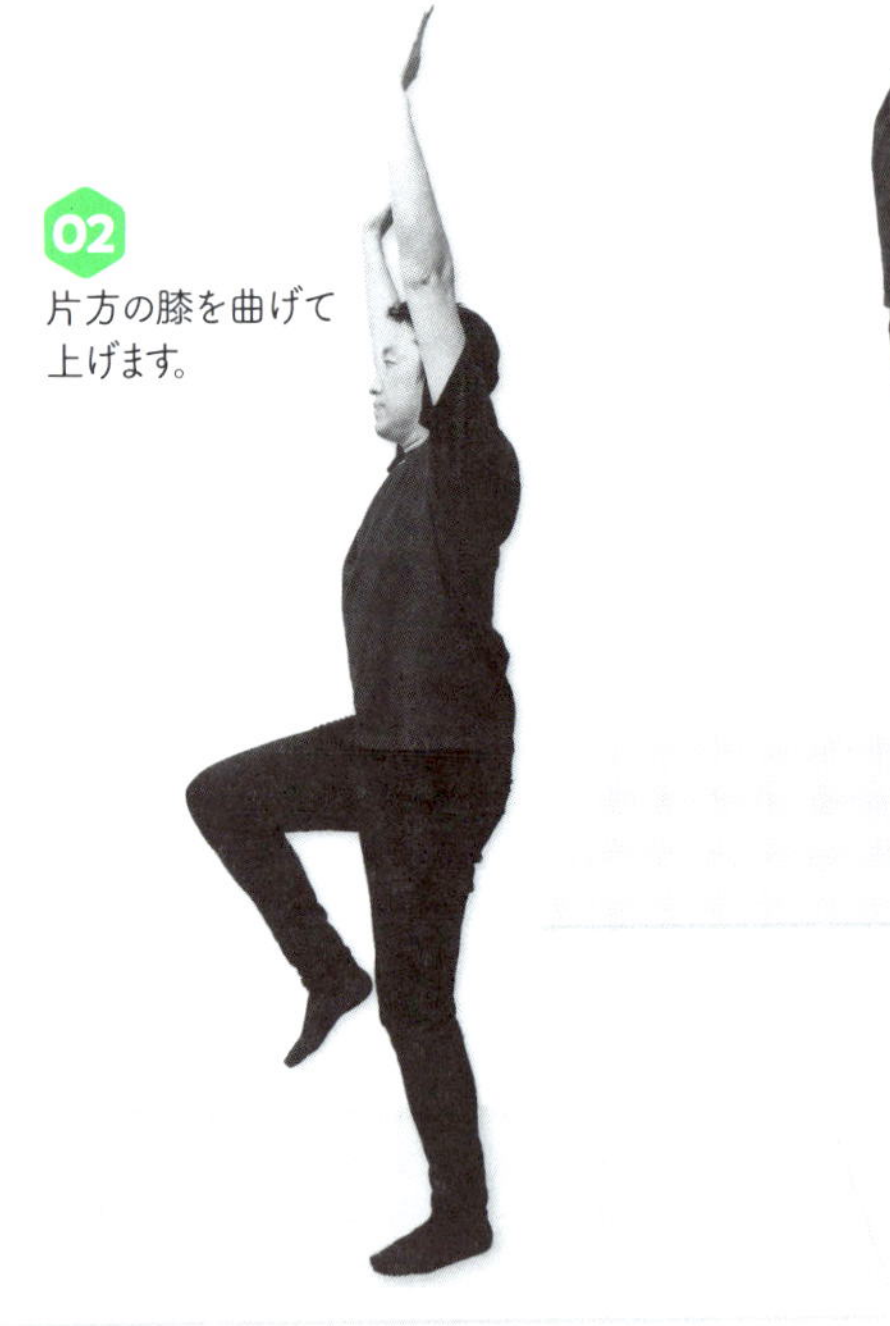

03

上体を床に近づけるイメージで前に倒しながら両手を横に広げ、
同時に上げた脚を後ろに伸ばします。

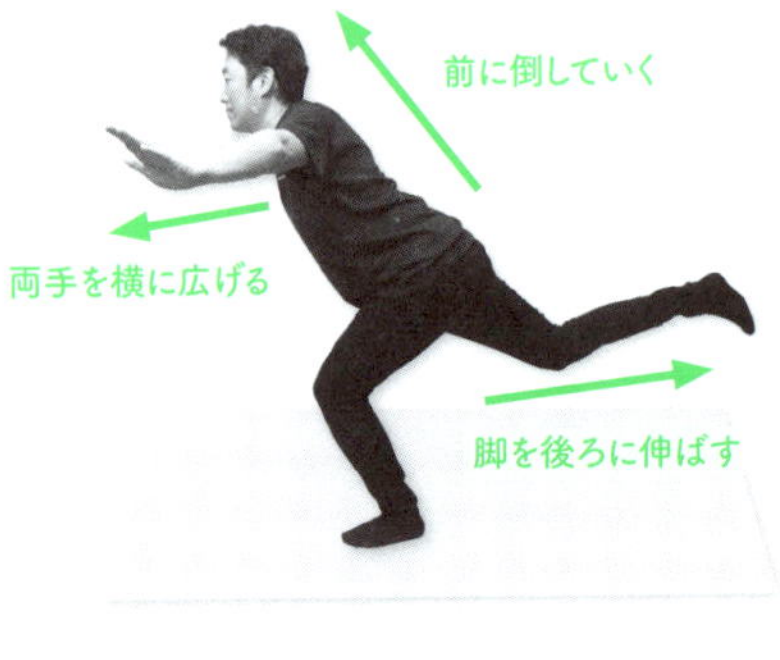

前に倒していく
両手を横に広げる
脚を後ろに伸ばす

04

前かがみになって、ふらつかないようにバランスを取りながらキープします。

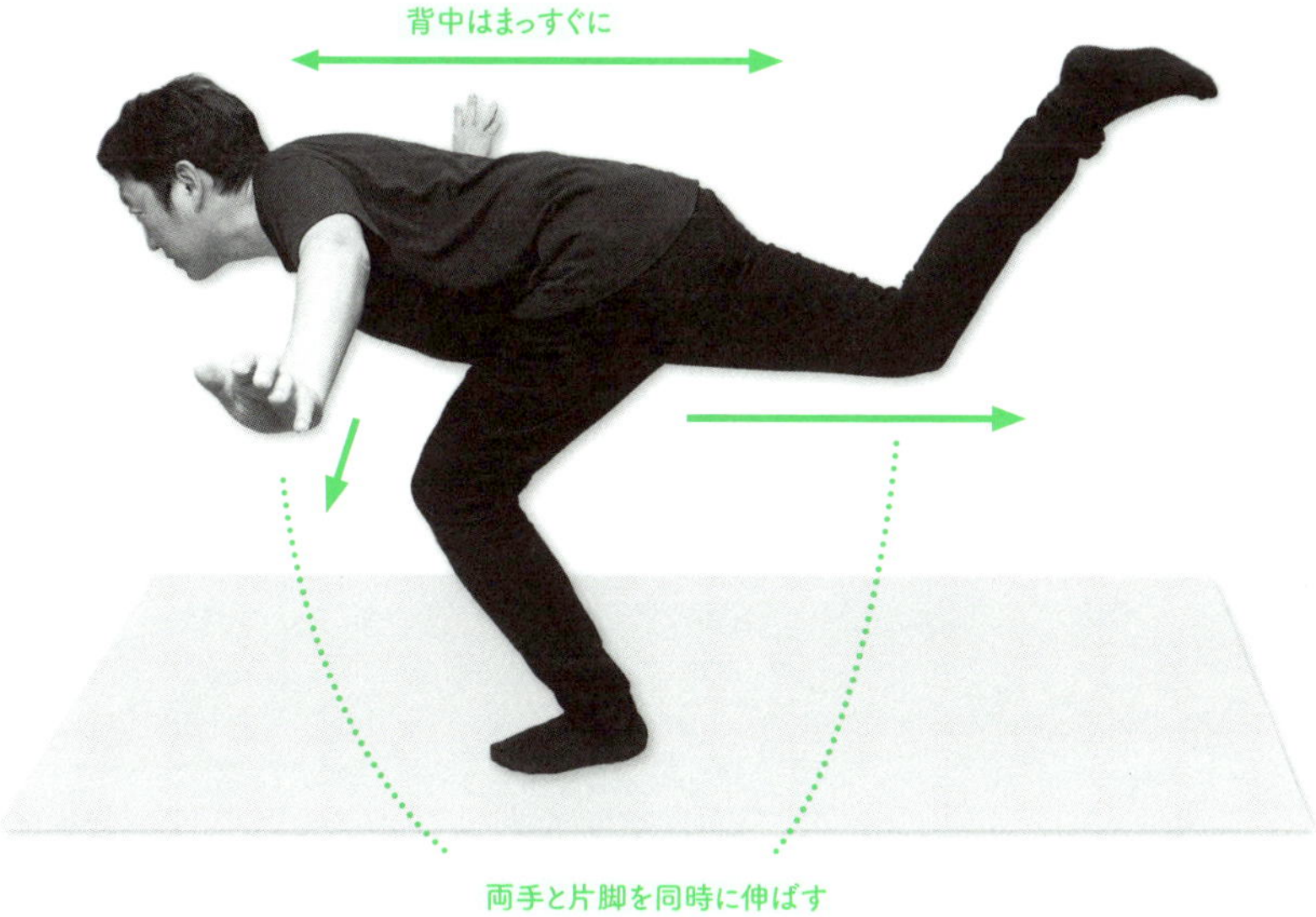
背中はまっすぐに
両手と片脚を同時に伸ばす

05

反対側も同じように行います。

POINT

「応用編」はさらに負荷を高め、筋肉を鍛えることで身体の軸が安定します。「飛行機のポーズ（アラベスク）」は、グラグラしないように支えようとして、お腹に力が入ることで「バード＆ドッグ」と同様の効果が得られます。こちらのほうが負荷は高いので、股関節に痛みのあるときは無理に行わないようにしてください。

ストレッチ
1

腸腰筋ストレッチ

●腸腰筋を伸ばし股関節の痛みを緩和

01
うつ伏せに寝て両ひじをついて支えながら、上体を起こします。
『ドラえもん』の、のび太がマンガを読んでいるときの姿勢をイメージしてください。

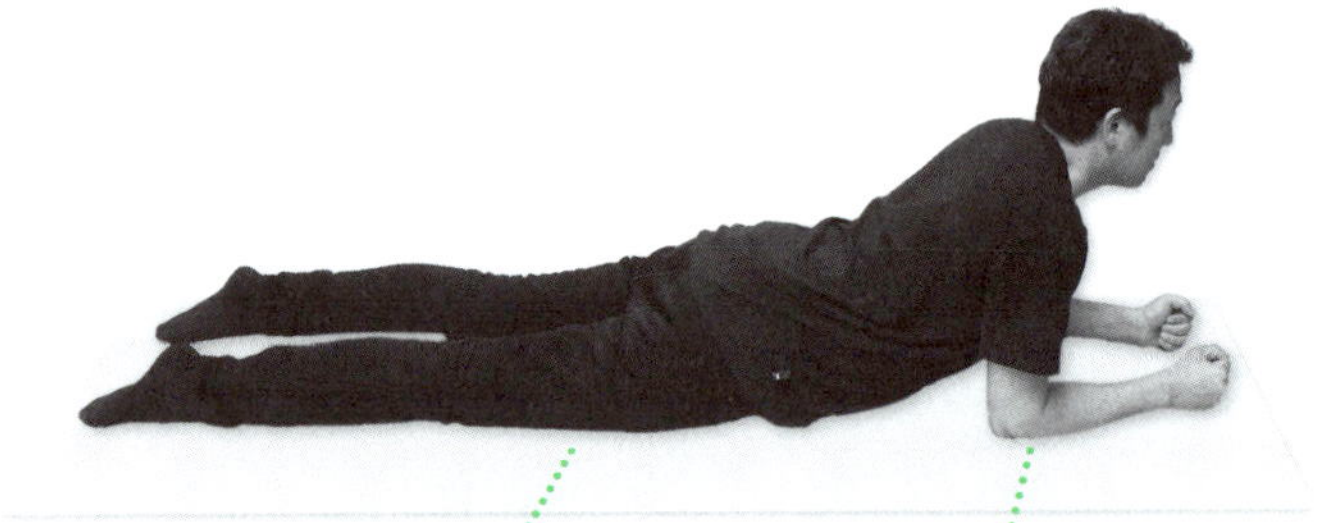

おへそを床につける
ひじに体重が
かかりすぎないように

相対する筋肉は一方が収縮すると、もう一方が緩むようにできています。膝を曲げるときにハムストリングスを使うと、「拮抗筋」と呼ばれる反対側の大腿四頭筋や腸腰筋などが緩み、股関節の前側の痛みが緩和できます。うつ伏せの姿勢で腰が痛い人は、無理をしないでください。

02

両脚の膝を左右順番に曲げて、ゆっくりパタパタと動かします。

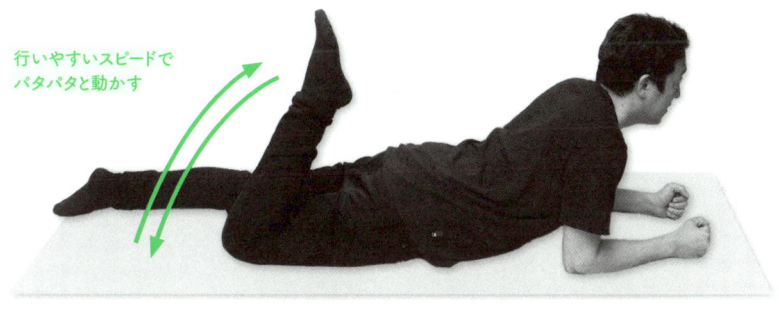

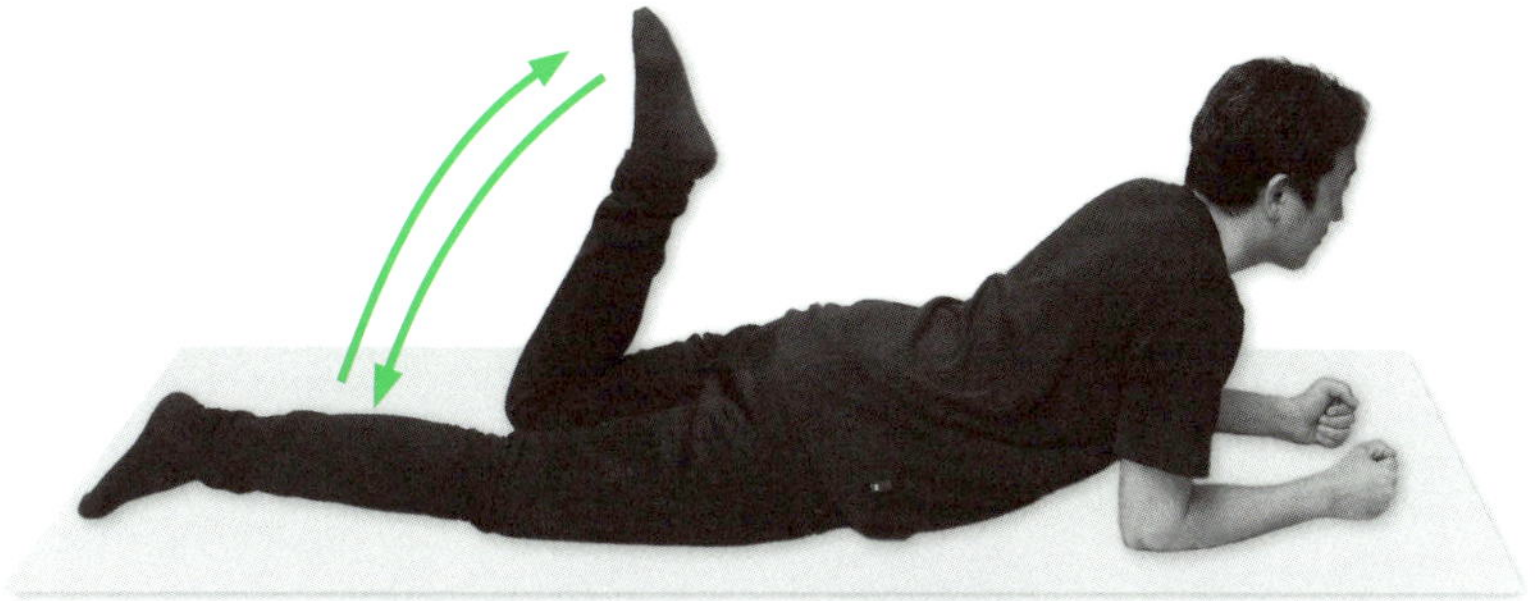

03

数十秒から２分くらい続けます。

▶ストレッチは、インナーマッスルのスイッチをオンにするもので、あらゆる運動の下準備となります。「Hip3」の前に行うのがよいですが、もちろん、ストレッチのみを好きなときに行ってもかまいません。

ストレッチ
2

肩甲骨ストレッチ

●胸腰椎（胸の背骨）をしっかり曲げて伸ばす

01

手のひらを上にして、ひじをぐっと閉めながら胸を張ります。背骨がいちばん反っているとき、肩甲骨が最も寄っている状態になります。

▶前から見た状態

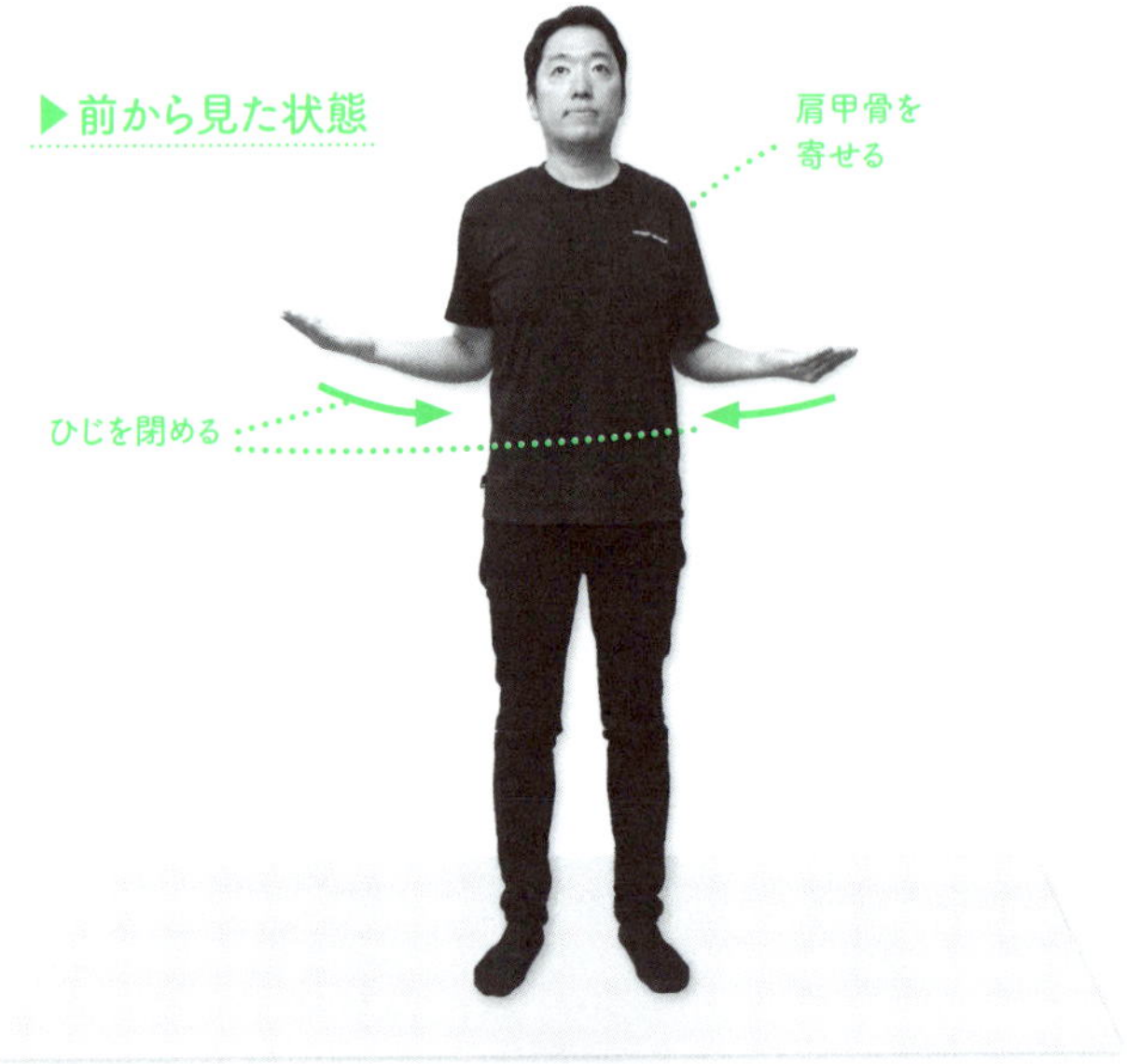
肩甲骨を
寄せる
ひじを閉める

▶斜めから見た状態

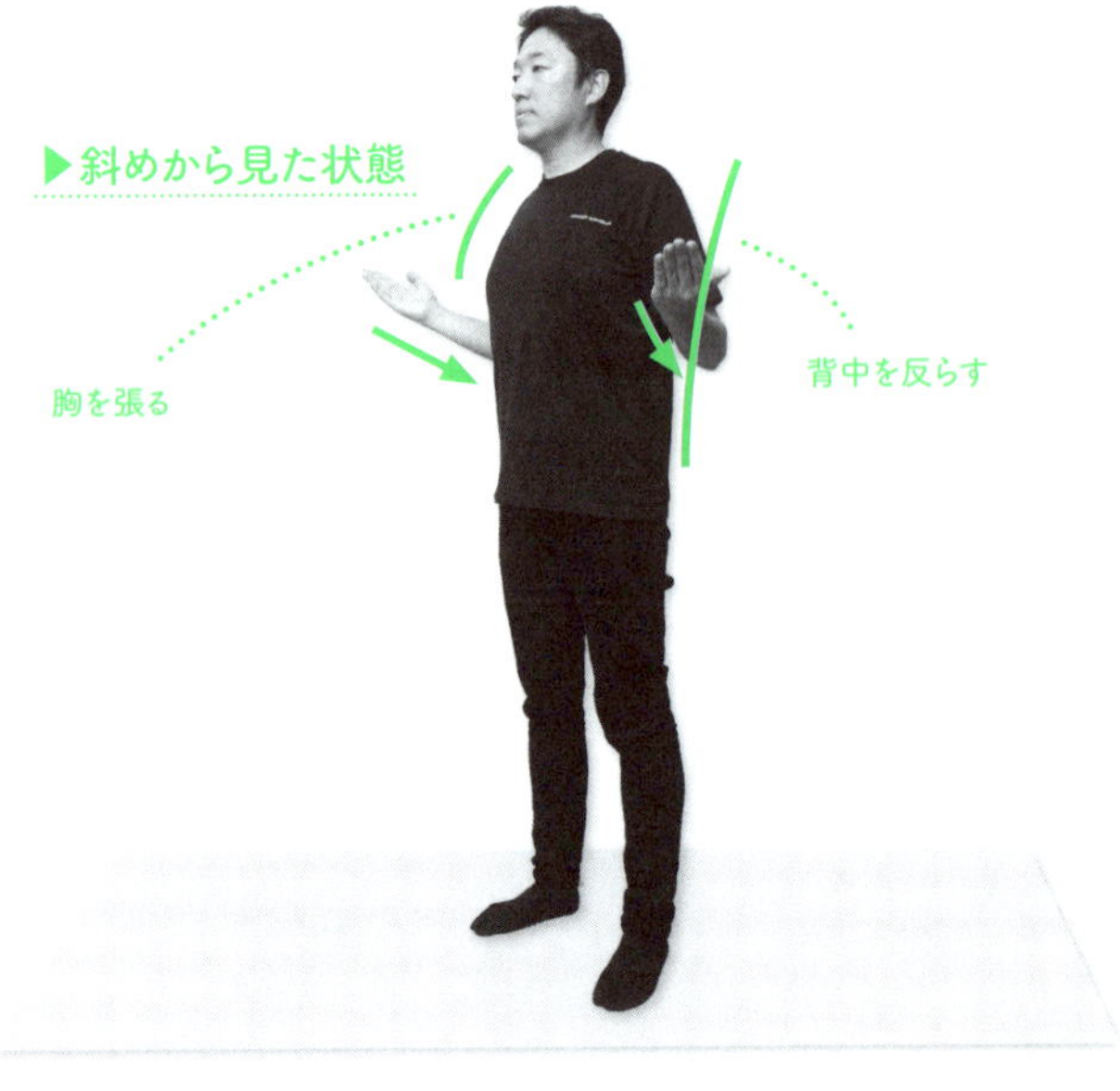
胸を張る
背中を反らす

02

手のひらを下にして、背中をできるだけ丸めます。背骨がいちばん丸まったとき、肩甲骨が最も開いている状態になります。

▶前から見た状態

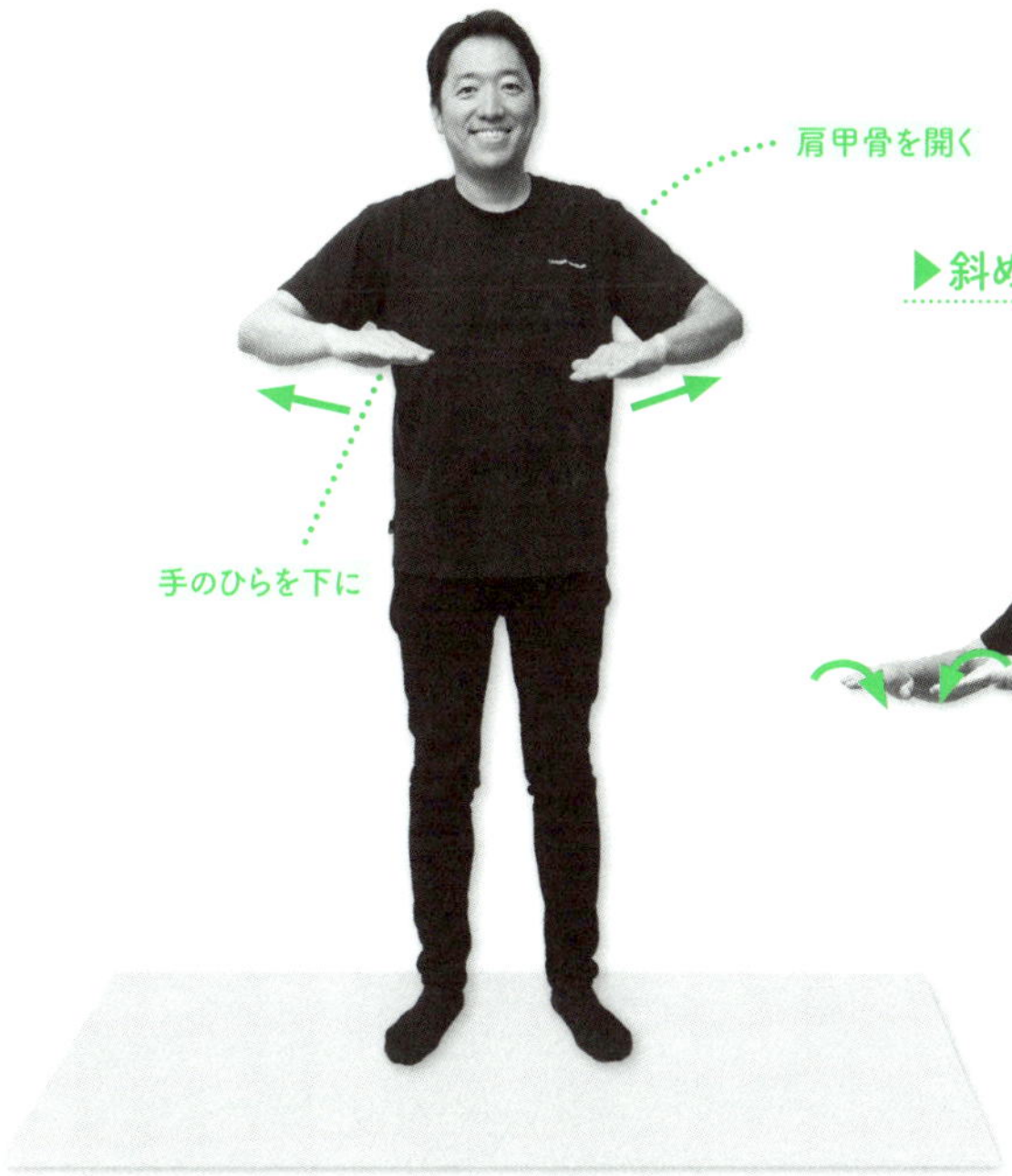

▶斜めから見た状態

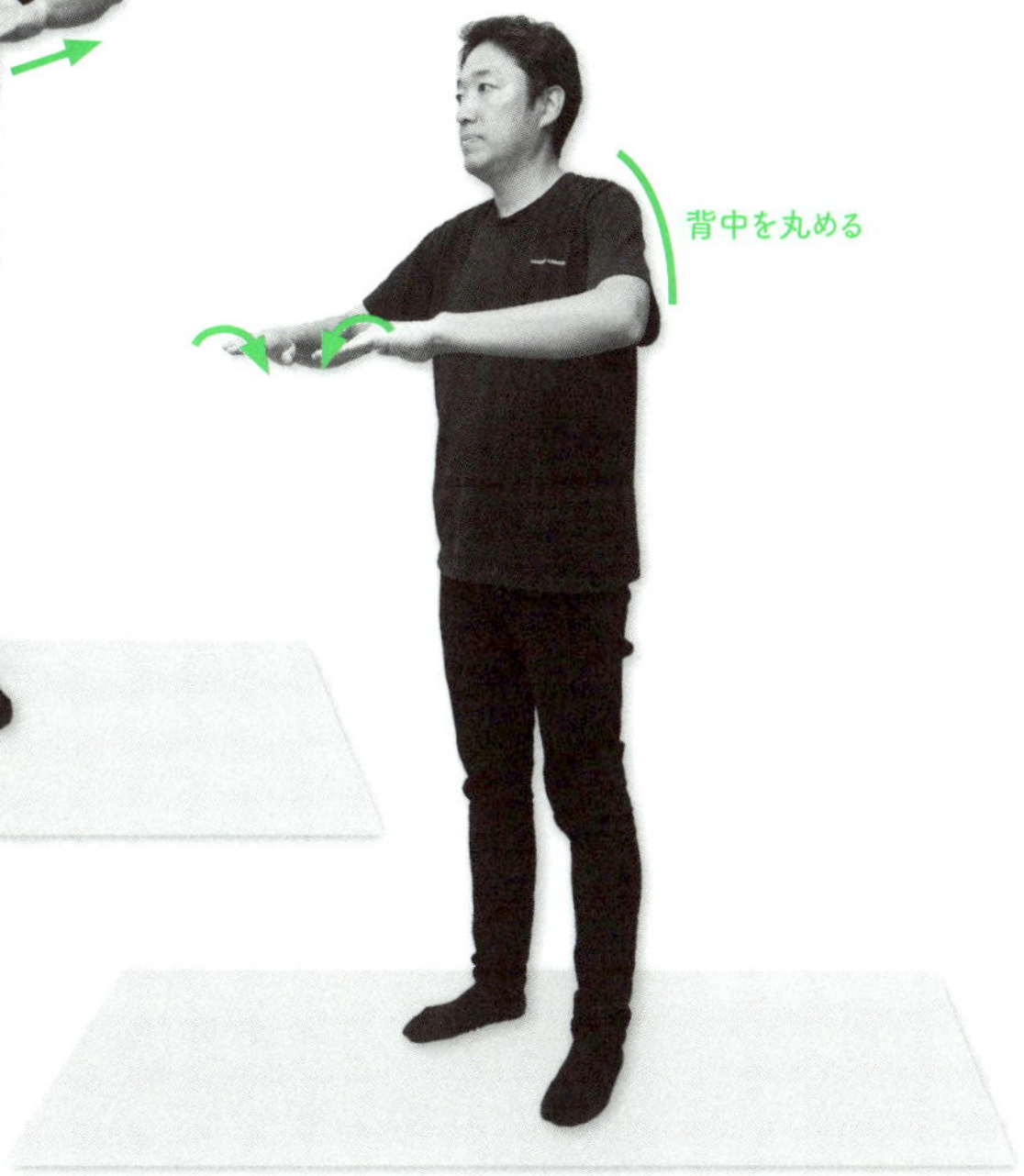

03

①と②をリズミカルに繰り返します。
（10 回を目安に ）

POINT

お笑い芸人オードリーの春日さんがネタにしていた 「カスカスダンス」 に似たエクササイズです。「Hip3」 をしっかり行うための準備運動としておすすめです。立った状態でも、椅子に座った状態でも行いやすいと思います。

道具を使ったエクササイズ
1

ストレッチポールの使い方

●股関節に負担がかかりにくい姿勢に

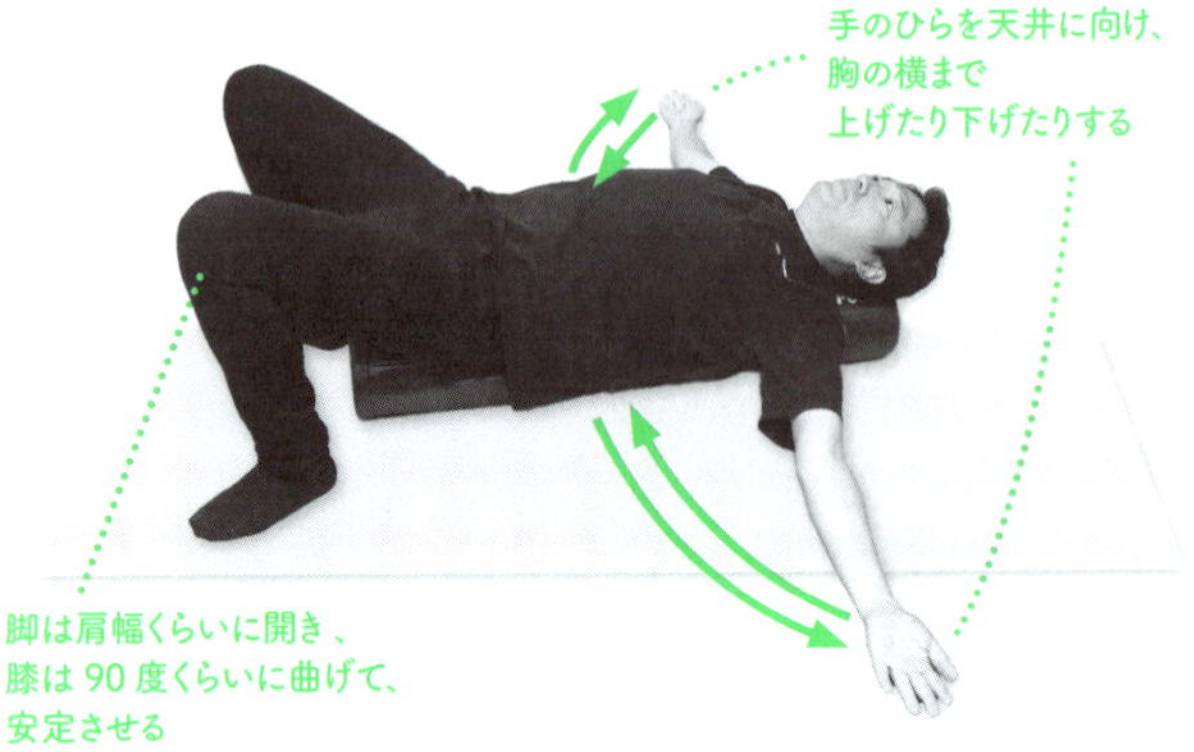
手のひらを天井に向け、
胸の横まで
上げたり下げたりする
脚は肩幅くらいに開き 、
膝は 90 度くらいに曲げて、
安定させる

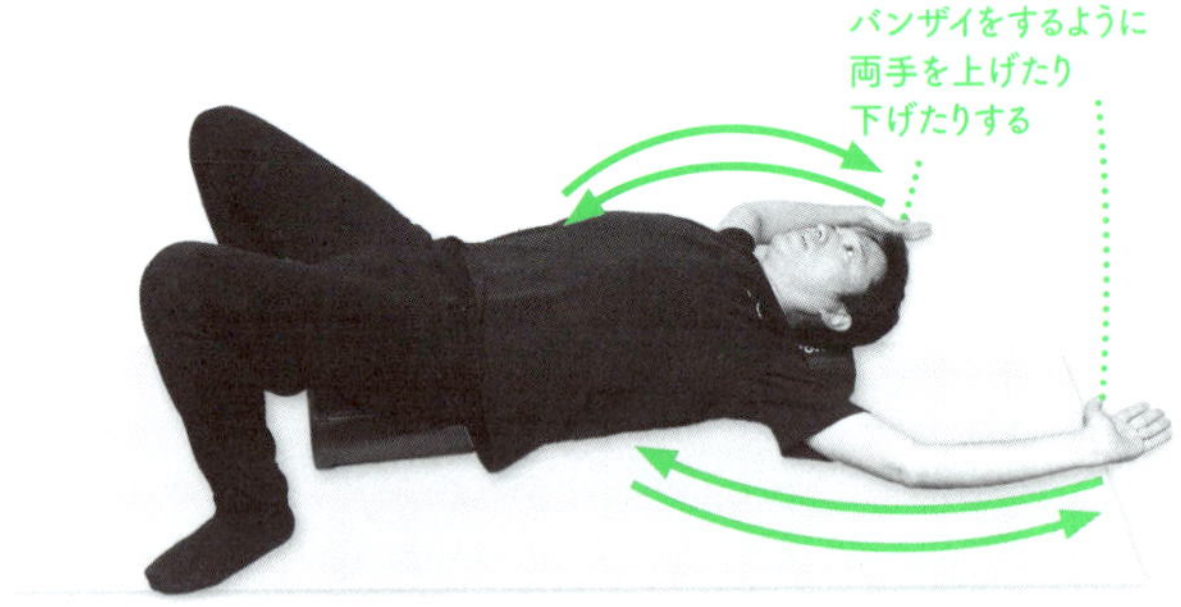
バンザイをするように
両手を上げたり
下げたりする

両ひじを曲げたり
伸ばしたりする

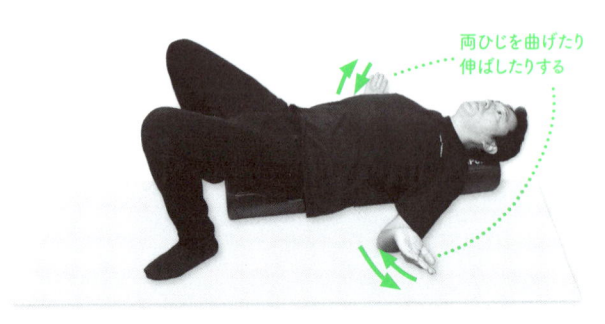

円柱形のポールに背中を沿わせるようにして仰向けに乗ります。頭から骨盤までポールが当たるように調整し、腕は力を抜いて軽く広げ、脚は膝を曲げて足の裏を床につけます。その状態から、ゆっくり深呼吸をしながら手を広げたり上に伸ばしたりひじを曲げたりすることで、背骨を正しい位置に戻すことができます。

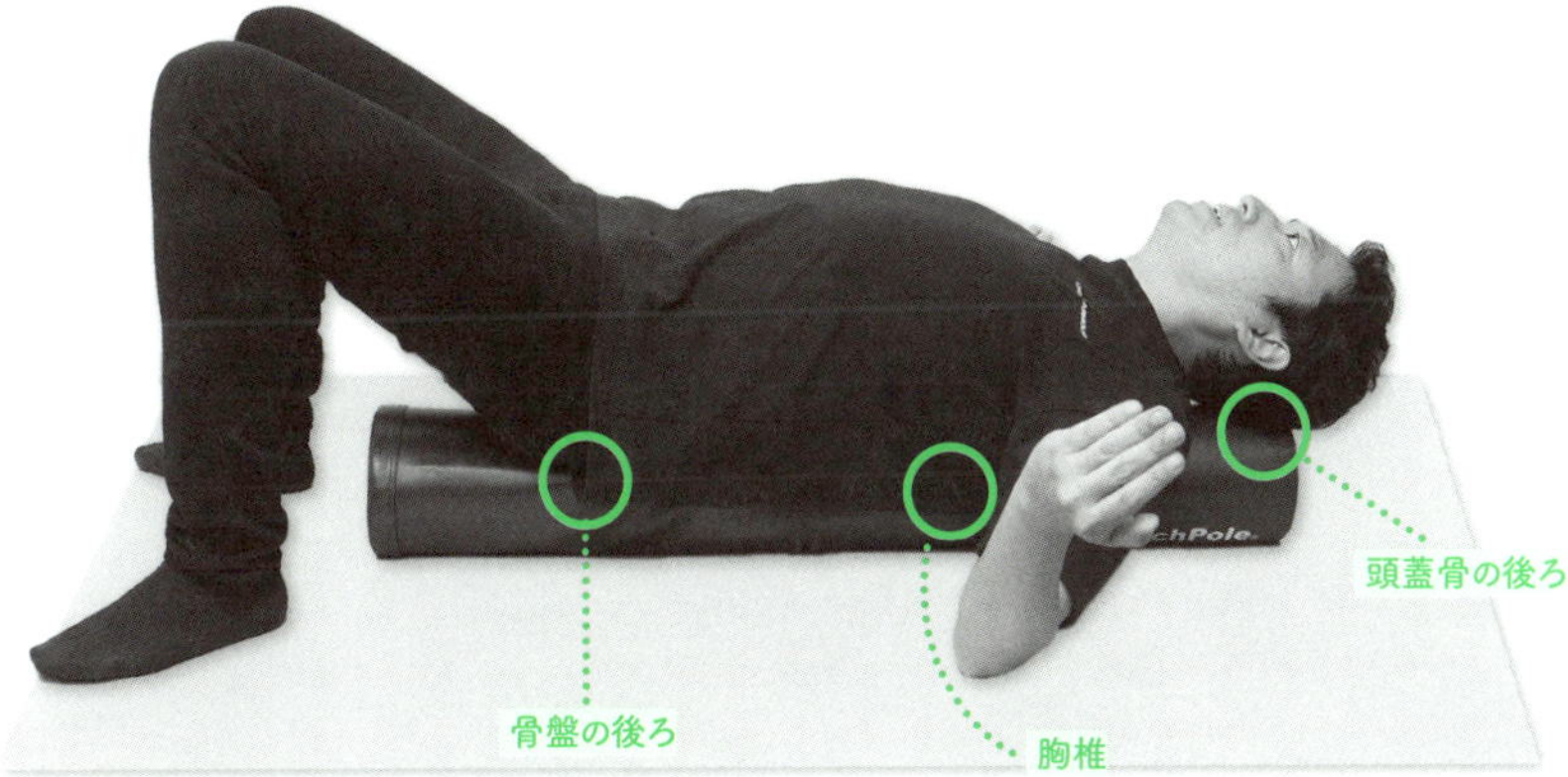

横から見ると、頭蓋骨の後ろ、胸椎(肩甲骨あたりの背骨)、骨盤の後ろの3点がストレッチポールにあたっています。この3箇所が下から押される形になり、丸まっている背中が適度なカーブに戻ります。これを行うことで、反り腰が改善され、骨盤が適切な角度になります。

▶「道具を使ったエクササイズ」は「Hip3」の前に行うと、下準備になります。写真の順番はとくに意識しなくてもかまいません。

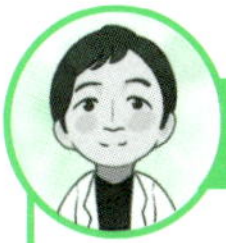

Jimmy's CHECK!

ストレッチポールに乗るだけで股関節に負担がかかりにくい姿勢に

アウターマッスルが優位な人は猫背になりやすいですが、ストレッチポールに乗ると頭からお尻まで棒が入ったような状態になり、股関節に負担がかかりにくい姿勢になります。インナーマッスル優位な体の使い方をするための下準備にも、ストレッチポールは最適です。

道具を使ったエクササイズ
2

バランスボールの使い方

●座るだけで体幹トレーニングが可能

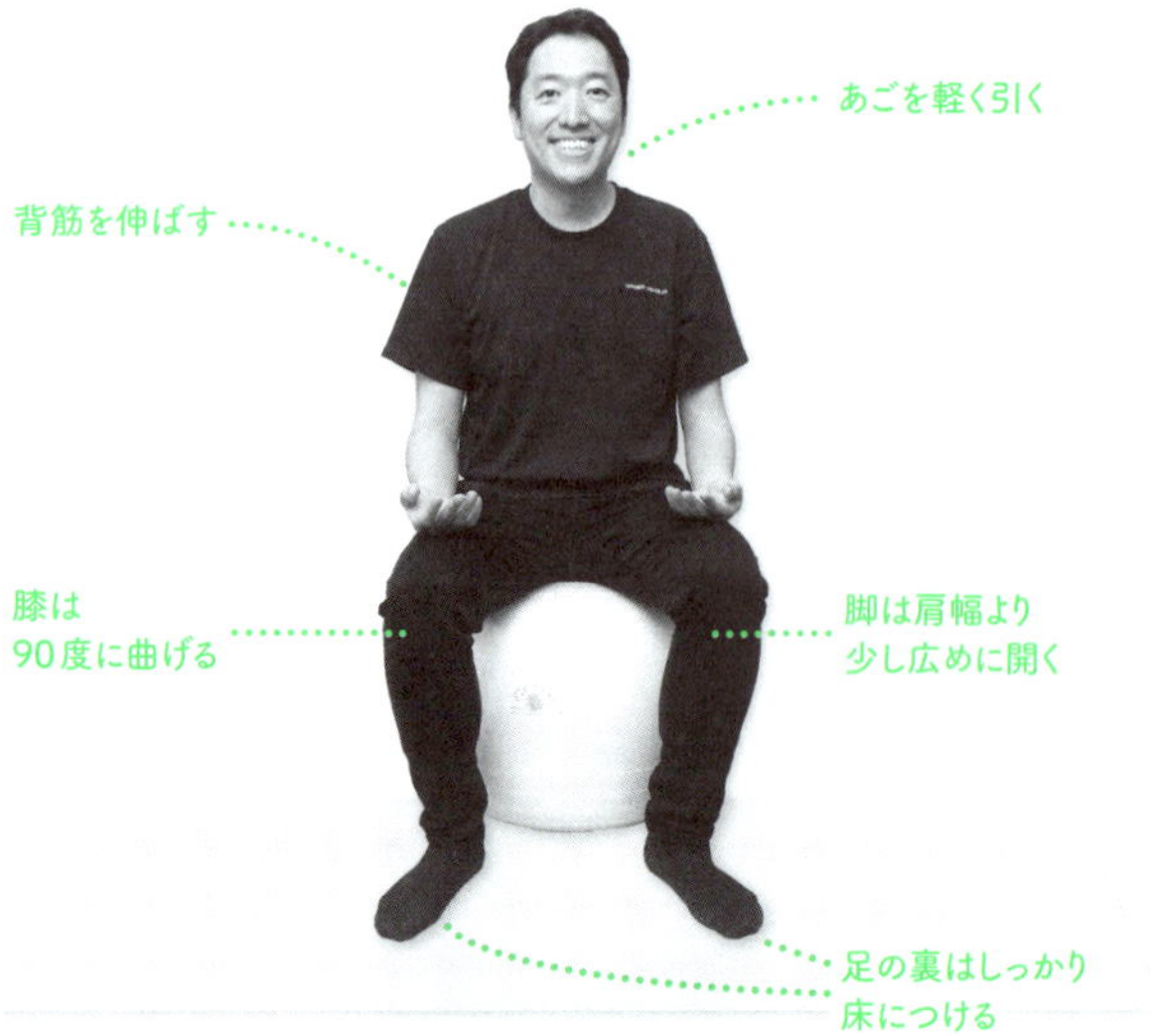

あごを軽く引く
背筋を伸ばす
膝は
90度に曲げる
脚は肩幅より
少し広めに開く
足の裏はしっかり
床につける

基本の座り方

ボールの中央に座り、足の裏はしっかり床につけます。脚は肩幅より広めに開き、膝を 90 度に曲げます。背筋を伸ばして、手のひらを天井に向け、あごを軽く引きます。

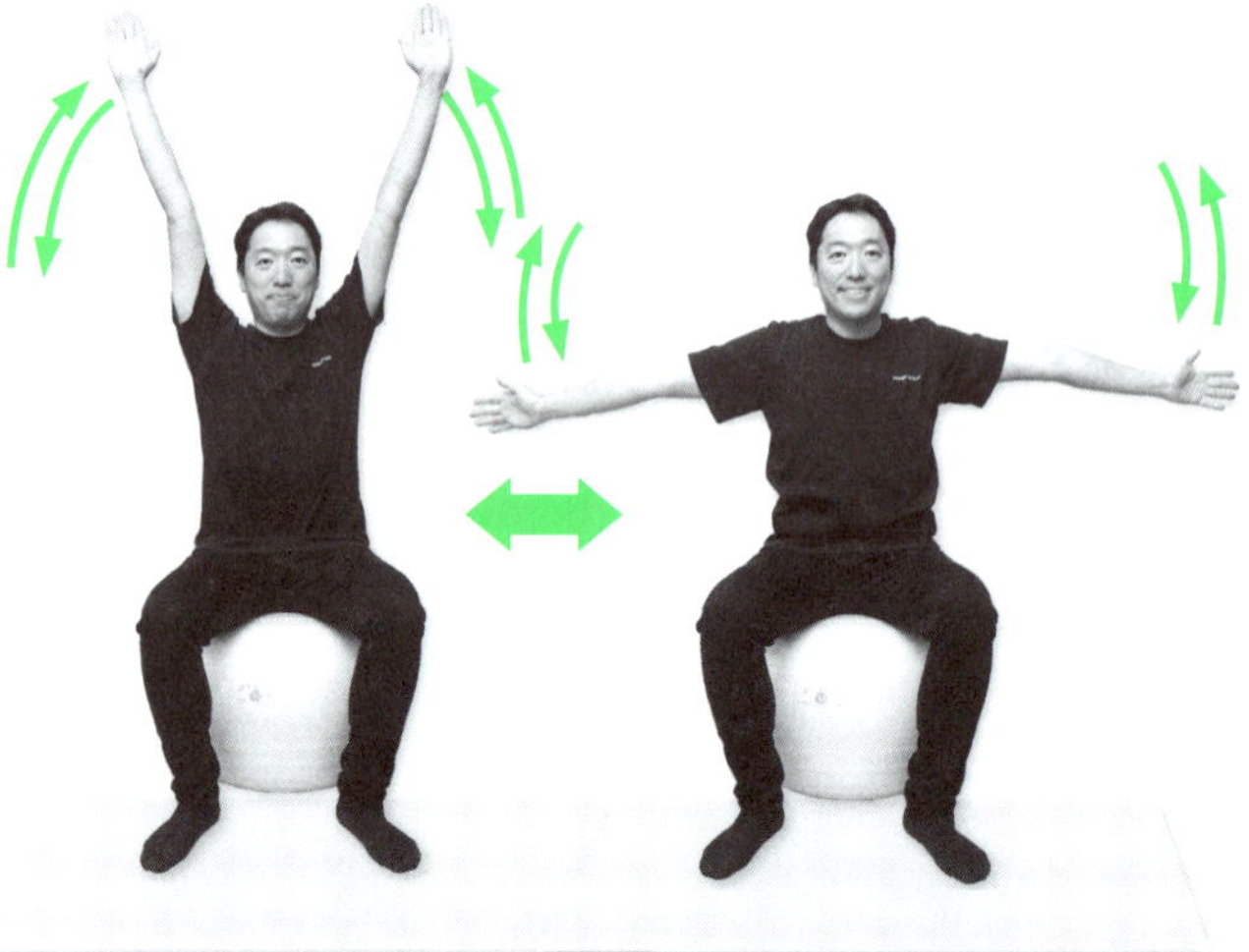

バランスを取りながら、両手を横に開いたり上げたりします。この状態で腰だけをゆっくり左右や前後に動かして戻します。この動きを繰り返すことで、骨盤まわりのインナーマッスルが強化されます。

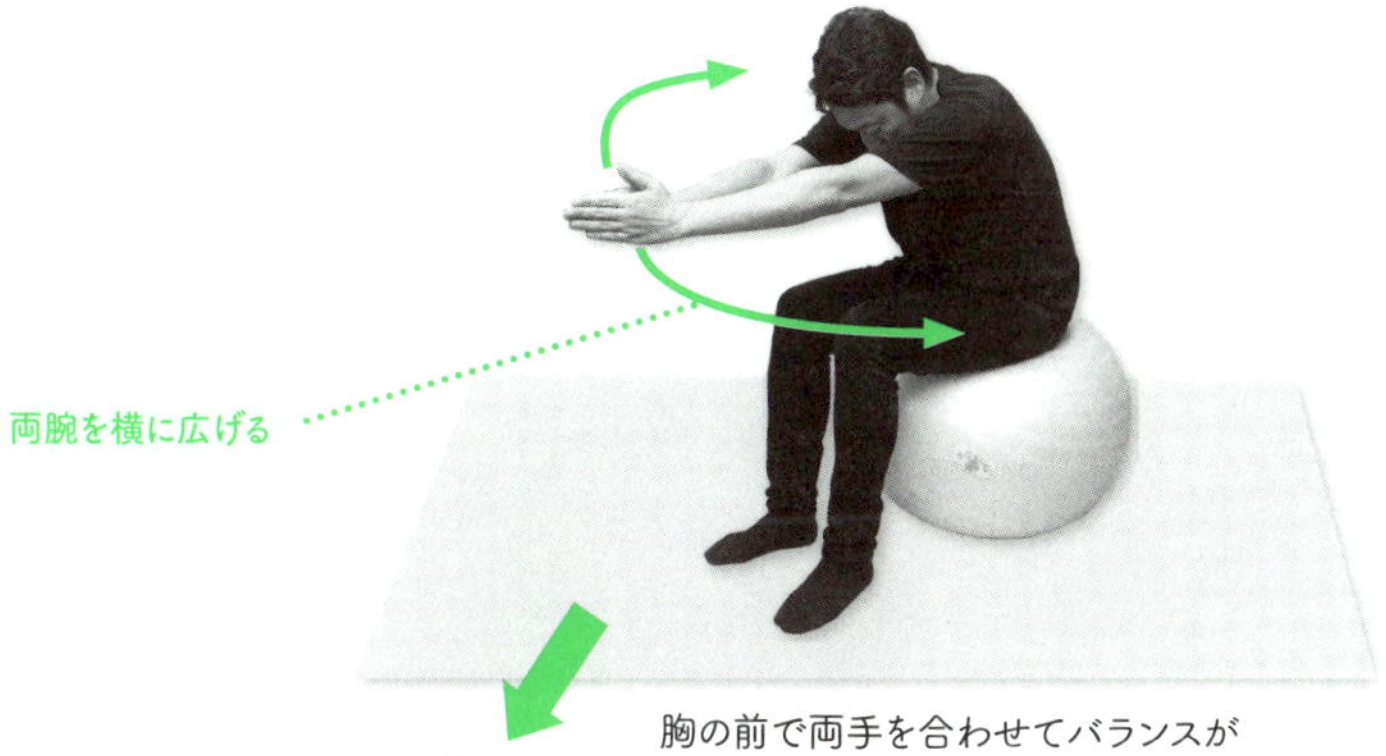

胸の前で両手を合わせてバランスが取れたら、ゆっくりと腕を伸ばします。

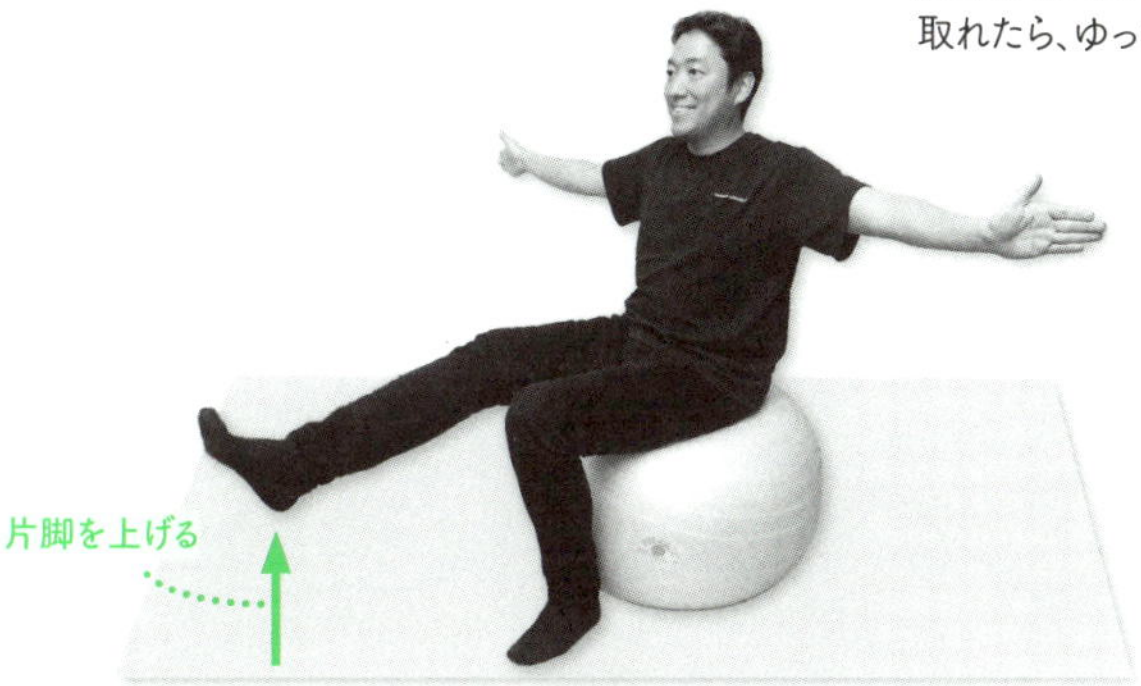

両手でバランスを取りながら片脚を前に上げます。上半身はまっすぐな姿勢をキープします。

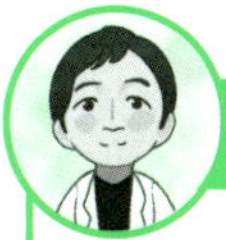

Jimmy's CHECK!

普段の生活のなかにバランスボールを取り入れよう！

　バランスボールはもともとリハビリを目的として開発された運動器具。ちょっとしたスペースがあれば、家事や仕事の合間などに気軽に使えて、体幹トレーニングやストレッチ、姿勢の改善に役立ちます。価格も手頃で、椅子代わりにもなるので、生活に取り入れてみましょう。

日常生活の工夫 1

●長時間座っても疲れない

股関節に負担をかけない座り方

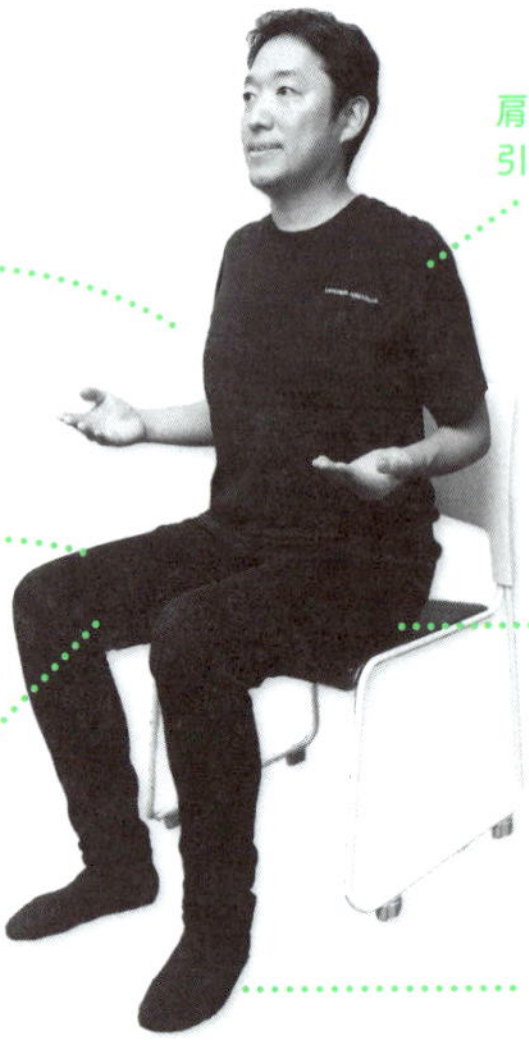
肩甲骨を真ん中に
引き寄せる
胸を張るように
意識する
体重が
左右均等に
かかるように座る
椅子に深く
腰かける
両膝の間は
こぶしが
入るくらい開ける
足の裏は
しっかり床につける

▼

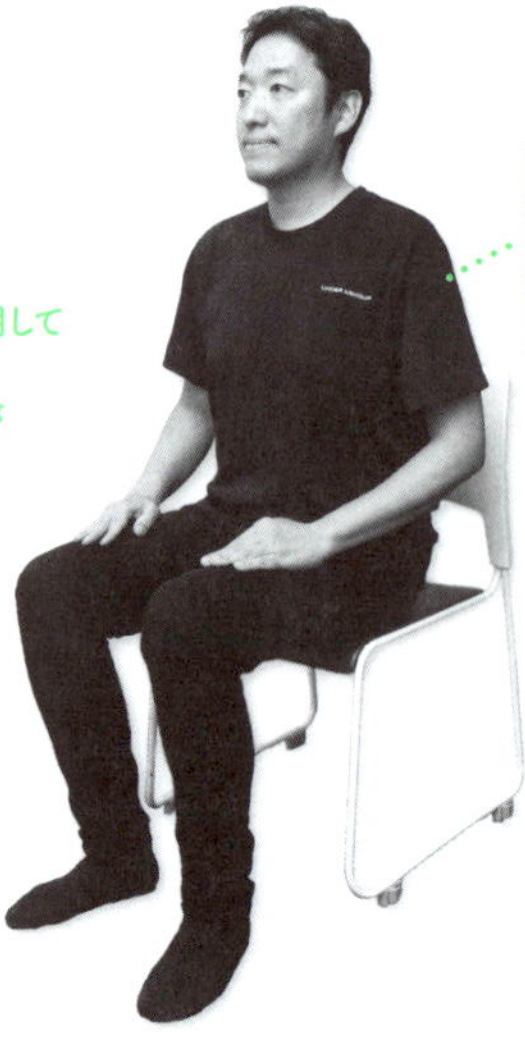
背筋を伸ばす
P108～109の
肩甲骨ストレッチを応用して
胸と背骨がちょうど
まっすぐになったところが
良い姿勢です

正しい座り方は、骨盤（仙骨）を立てることが基本です。椅子に深く腰掛け、体重が左右均等にかかるようにして座れば、骨盤を立てることができます。肩甲骨を真ん中に引き寄せ、胸を張るように意識して、背筋を伸ばして座りましょう。

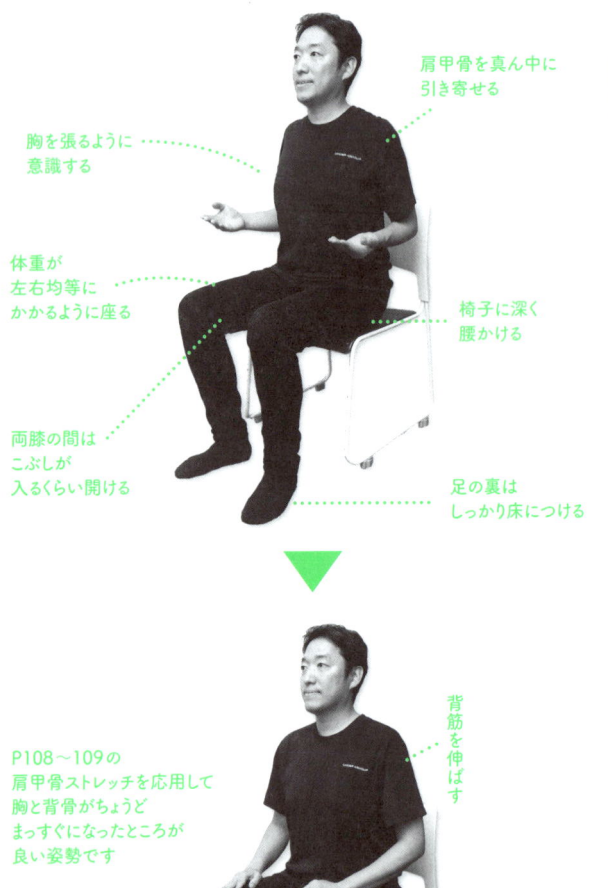

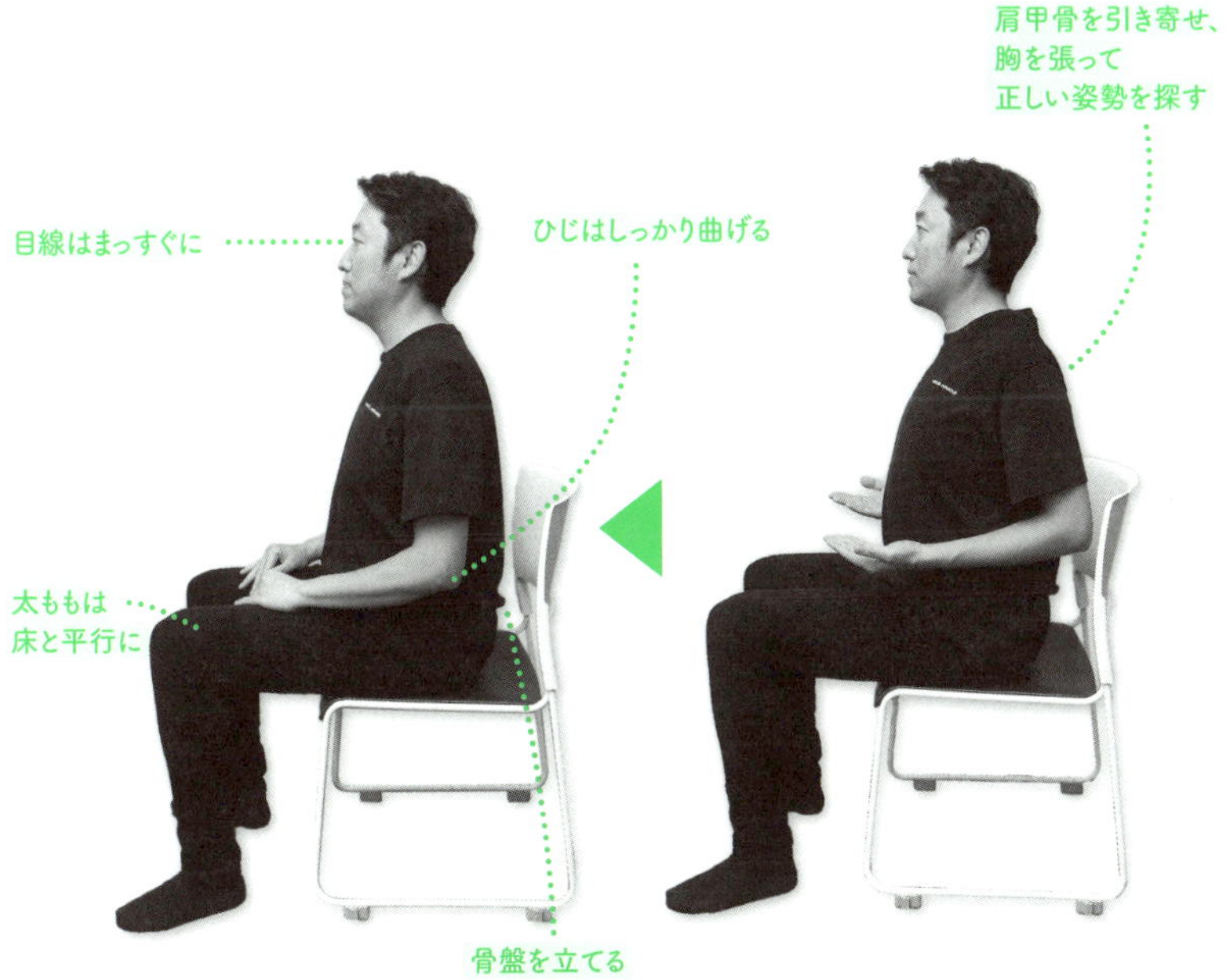
肩甲骨を引き寄せ、
胸を張って
正しい姿勢を探す
目線はまっすぐに
ひじはしっかり曲げる
太ももは
床と平行に
骨盤を立てる

こんな姿勢はNG

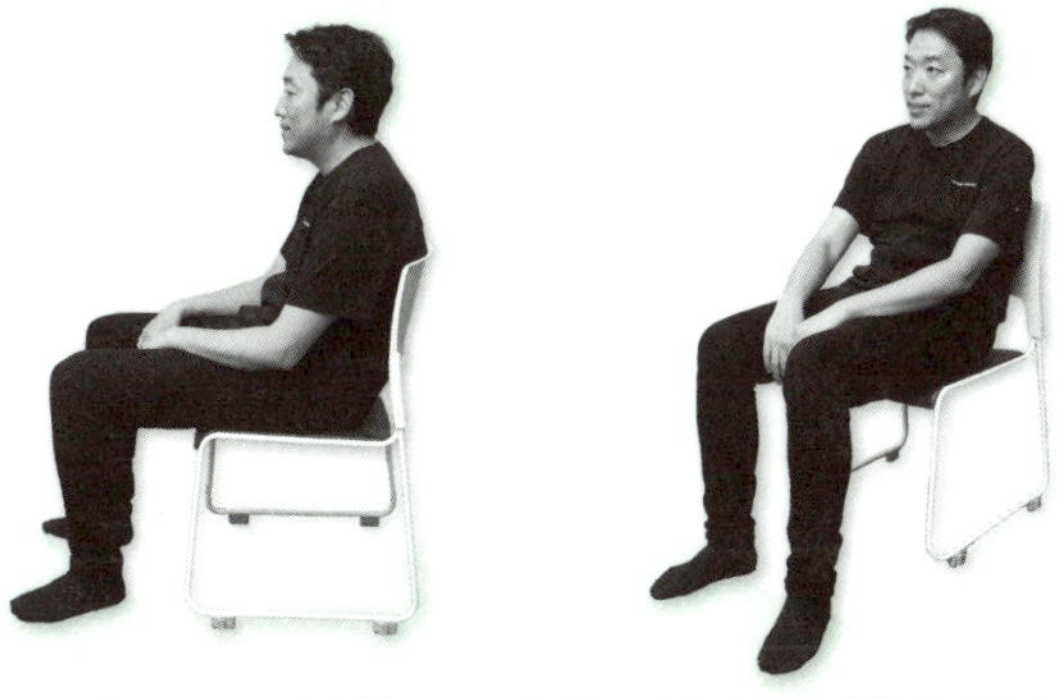

よく見られる背もたれに寄り掛かった姿勢の座り方は、「仙骨座り」と呼ばれます。一見、ラクな感じがするものの、骨盤が後ろに倒れることで背中や腰、股関節の周辺に負担がかかり、内臓が正常に働かなくなるなど、さまざまな不調の原因にもなります。

日常生活の工夫 2

トランクローテーションウォーク

●股関節に負担の少ない歩き方。姿勢も改善

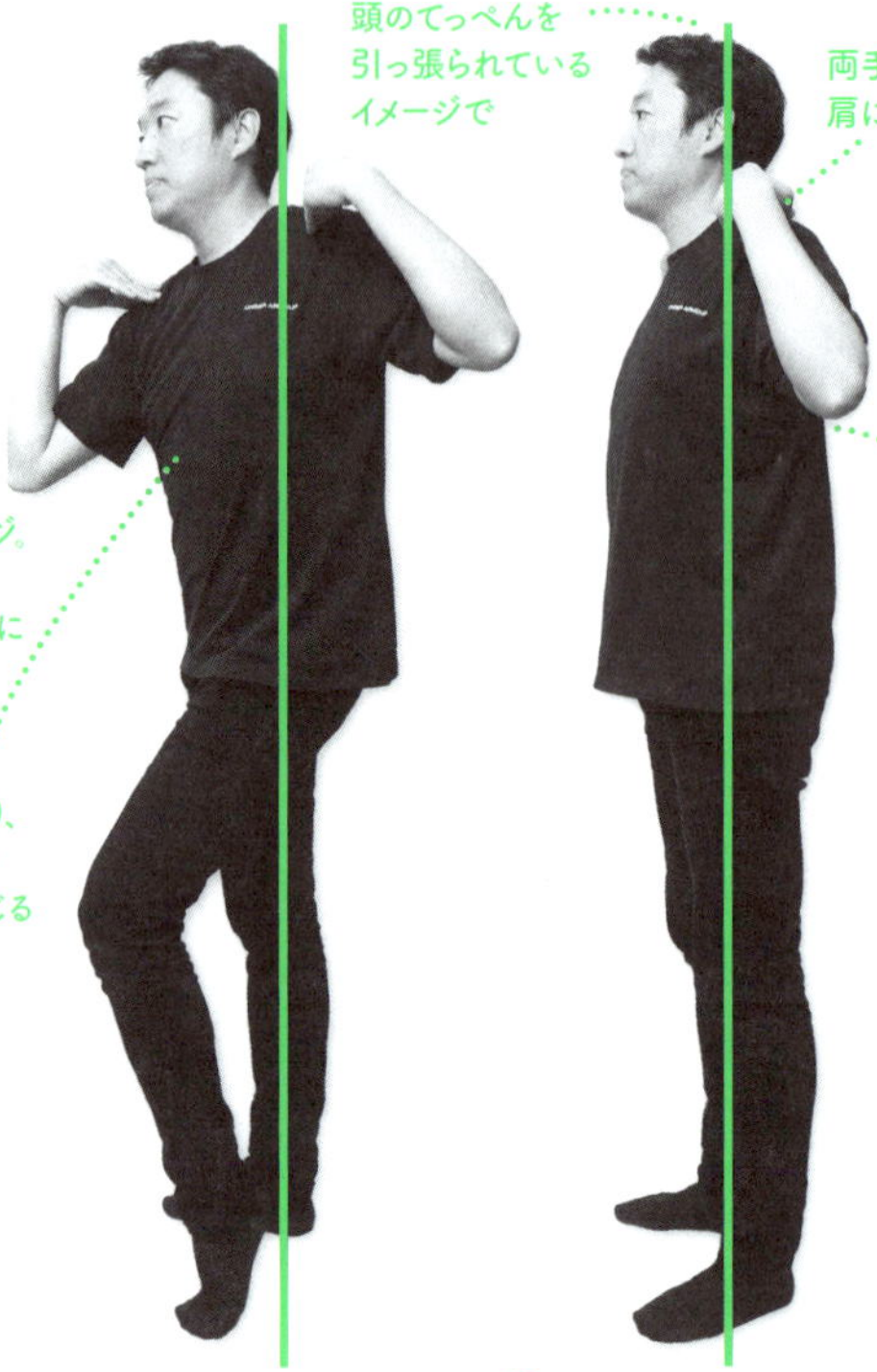

頭のてっぺんを
引っ張られている
イメージで
両手は
肩に軽く乗せる
背筋はまっすぐに
頭から
通った紐が
体を抜けて
両脚の間に
落ちるイメージ。
その紐が
ずれないように
胸を張り、
しっかり
体をねじる

01
まっすぐに立ち、両方の肩に手を軽く乗せます。

02
上半身をねじりながら右ひじを前に出し、同時に左膝を曲げます。

POINT

術後のリハビリにもおすすめしている歩き方です。頭のてっぺんを操り人形のように紐で引っ張られているようイメージすると、背骨がストレッチポールに乗ったときと同じ状態になり、肩甲骨がグッと中央に寄ります。さらに、紐が頭から体の左右の肩甲骨の間を抜け、お尻の穴を通って、左右の脚のちょうど真ん中に落ちるイメージをして、その紐がずれないように上半身を回旋しながら歩きます。

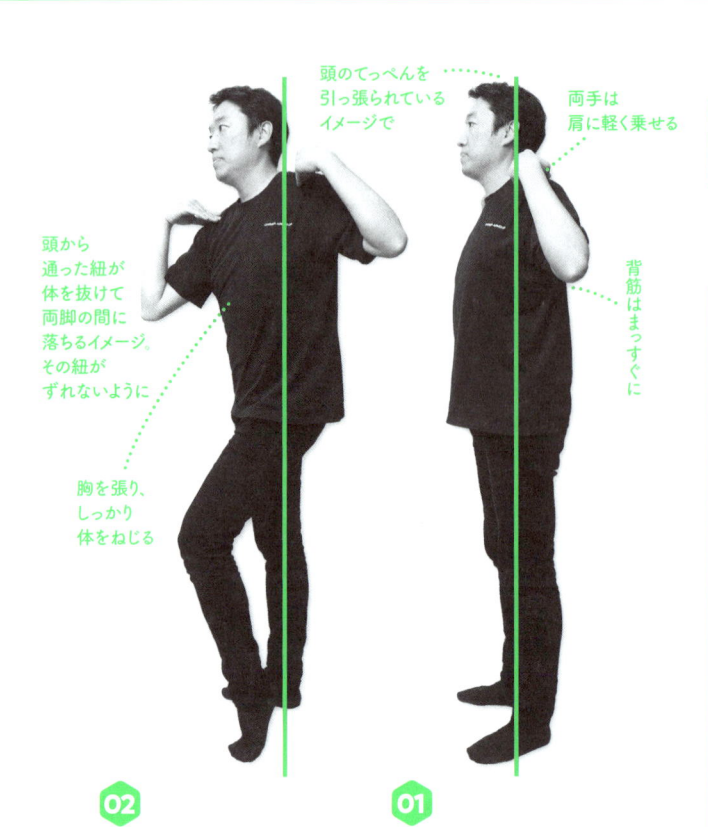

全身で
バランスをとりながら
前進する
歩幅は小さめに
つま先は少し外側に向けて

03

上半身をねじりながら左ひじを前に出し、同時に右脚を曲げます。

04

①～③までを繰り返しながら歩きます。歩幅は小さめにするのがポイントです。

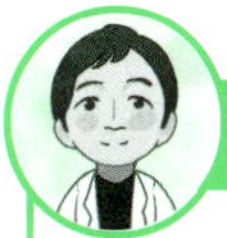

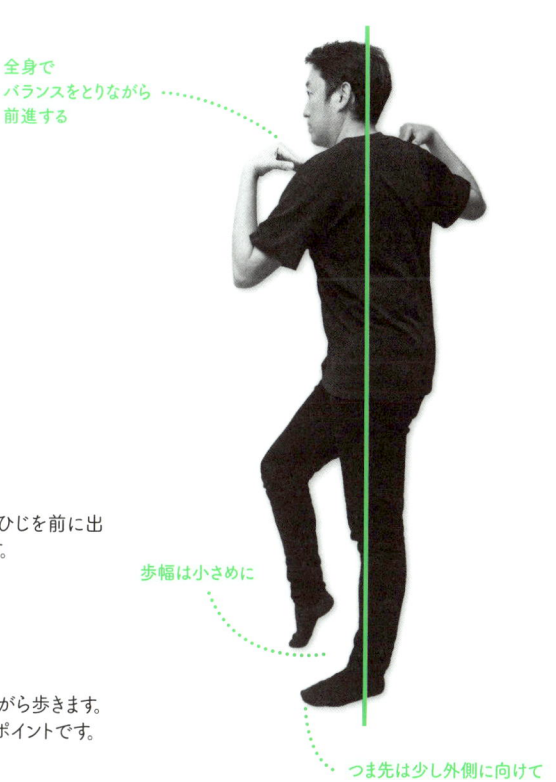

Jimmy's CHECK!

インナーマッスルを正しく使って歩くことを習慣にしよう！

左右の回旋動作を繰り返すことで腸腰筋にスイッチが入り、筋肉のバランスが整ってきます。また、背中が丸まった猫背姿勢が改善され、しなやかな「モデル歩き」がしやすくなります。このような歩き方は股関節に負担がかかりにくく、歩き方が変わると痛みが軽減する人もいます。

Column

知っておきたい
股関節の豆知識

05

さまざまな効果が期待できるジグリング

ジグリングとは、椅子に座ってかかとを上下に小刻みに動かすこと。つまり、「貧乏ゆすり」といわれる動きです。このジグリングを意識的に行うことで、股関節によい効果があるのです。ジグリングをしたグループとしなかったグループを比較すると、ジグリングをしたグループでは股関節の痛みが緩和されたという研究結果があり、最近では軟骨の再生につながることも明らかになっています。具体的に、どのような効果があるのか説明します。

一つめは「筋肉の癒着が緩和すること」。小刻みに関節が動くことで、関節軟部組織の癒着を防止・改善できると考えられています。

二つめは、「股関節内の潤滑油を増やすこと」。滑膜が適度に刺激されることで関節液が適量分泌されて、股関節の動きが滑らかになるとされています。

三つめは、「リモデリングが期待できること」。リモデリングとは体の構造が変化することですが、ジグリングを続けることで股関節の形がよい方向に変わっていき、安定型になるのを助ける可能性があります。

ジグリングは変形性股関節症になってしまっている人にも、人工股関節置換術を受けた後の人にもおすすめです。気づいたときにやってみてください。

ただし、まわりの迷惑にならないよう気を配ることを忘れないようにしましょう。

第5章

股関節をラクにする日常生活や運動の工夫

股関節を健康な状態に保つには、日常生活のなかでのちょっとした工夫を心がけることも大事です。股関節に良い運動とそうでない運動についても紹介します。

股関節を守るには適切な体重管理を

股関節の軟骨がすり減る原因としては、先天的な特徴的な骨格、加齢、スポーツによる使いすぎ、体重過多があげられます。股関節には通常の歩行時に体重の3〜4倍の負荷がかかるといわれています。たとえば、体重70kgの人なら歩くだけで股関節には210〜280kgもの負荷がかかることになり、**体重が重ければ重いほど負荷は高くなります。股関節に負担をかけないためには、適切な体重管理が大切です。**

しかし、股関節に痛みがあると、どうしても動かすのが億劫になり、運動不足になりがちです。そして運動しなければ、体重も増加してしまうという負のスパイラルに陥ってしまいます。体質的に太りやすい人もいますし、食事療法で体重を減らすにも限界があります。痛みがとれて運動ができる状況になったら、ダイエットのチャンスといえますが、そこで「運動して痩せなければ」とジム通いを再開して、再び股関節を傷めてしまう患者さんが多いです。せっかく痛みが軽減されたのであれば、悪化させないようにしなければなりません。

体重を落としたいときに、有効なのが有酸素運動です。股関節に負担をかけずにできる、ダイエットに最適な有酸素運動は水中ウォーキングです。水の浮力と抵抗力を利用しながら歩くことで、関節を守りながら無理なく運動することができます。ジムで運動をするのであれば、股関節への負荷が大きいトレッドミルは避けて、負荷がかかりにくいエアロバイクやクロストレーナーがおすすめです。

プールやジムに行かなくても、屋外でのウォーキングは効果的です。路面でも土や芝生の上でも自分が歩きやすい場所で、股関節に負担をかけにくい歩き方を意識しながら、歩くスピードや距離に負担がないように行ってください（116～117ページ参照）。

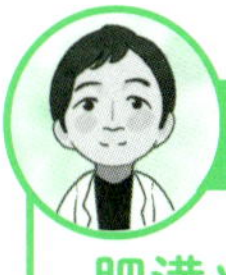

Jimmy's CHECK!

肥満や糖尿病の人は術後の合併症の発生率が高くなる

整形外科医のなかには患者さんに「痩せたら手術しましょう」という方もいるようです。実際、BMI※が高いと術後合併症の発生率が高いというデータがあります。糖尿病で血糖値が高くなると、白血球の機能が低下して合併症のリスクが高まるため、薬でしっかりコントロールしてから手術を行います。

※BMI：体重kg÷（身長m）^{2}の値

股関節が痛いときの生活の工夫

変形性股関節症が進行すると、「うずいて眠れない」とか「痛くて目が覚めてしまう」という「夜間痛」に悩まされることがあります。そのようなときは、**膝の下に枕を入れることをおすすめしています。股関節は屈曲しすぎると痛いので、ある程度股関節と膝を曲げるとラクになります。**また、横向きに寝たとき足が内転すると痛い場合は足の間にちょうどよい硬さの抱き枕を挟むとよいでしょう。仰向けでも横向きでも、四つ足動物に近い姿勢で寝るとラクになるかと思います。

靴の選び方も大事です。「履くだけで痩せるスニーカー」として底が船底型になった靴が流行したとき、股関節が悪くなった人が増えた印象があります。靴底が不安定なため、インナーマッスルが使えていない人が履くと、無理にバランスを取ろうとして股関節に負荷がかかってしまった可能性があります。**ヒールが低く、かかとが固定されてい**

るもの、かつ適度なクッション性があり、サイズが合った靴を選びましょう。

股関節を深く曲げる動きは、股関節に負担の大きい動作です。和式の生活では床に座ったり立ち上がったりすることが多く、股関節に負担がかかります。できればテーブルと椅子、ベッドを使った洋式の生活に切り替えましょう。和室にも椅子を一つ置いておくと便利です。室内の雑巾がけや庭の草むしりなどをしゃがんで行うことは避け、アイロンがけや洗濯物を畳む作業なども椅子に座って行いましょう。

貧乏ゆすりに似た「ジグリング」は、筋肉を細かく動かすことで筋肉同士の癒着を防止・改善できる可能性があり、変形性股関節症の保存療法として有効だといわれています（118ページ参照）。「貧乏ゆすりは行儀が悪い」とされていますが、座った状態で簡単にできますので、テレビを見ながらでも少しずつ行ってみてください。

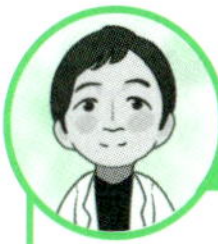

Jimmy's CHECK!

痛み止めを飲み続けるより
痛みと付き合うことを考えて

痛み止めを飲むことで痛みをコントロールする方法も短期的にはよいですが、副作用を考えると、漫然と長期にわたって使用するのはよくないでしょう。活動性を一時的にコントロールして、痛みと付き合いやすい日常生活の範囲を知ることも一つの作戦です。

やらないほうがいい運動ランキング

トレーニングのつもりでやっている運動が、股関節に悪影響を与えていることもあります。ここでは**股関節が痛い人が避けたほうがいい行為や運動**をランキングで説明します。

第1位は「**痛いのにやる**」ということです。痛いということは、股関節内に炎症が起きている可能性が高いため、いちばんよくありません。レッドフラッグとよばれている安静時痛、夜間痛、歩行時痛があったら運動は中止してください。

第2位は「**繰り返しの運動やダンス系**」です。30~40代くらいになって、趣味としてダンス系のエクササイズを始めたとき、股関節が痛くなりやすい傾向があります。潜在的に日本人には寛骨臼形成不全の人が多いので、いきなり脚の開閉などを繰り返し行うことは股関節に負担をかけるようです。インナーとアウターの筋肉のバランスが崩れているのに頑張ってしまうことで運動連鎖が偏り、炎症が生じていると思われるケースを目にすることがよくあります。

第3位は「**トレッドミル**」です。ジムにあるベルトが後方に自動的に流れる上で走るランニングマシンですが、クッション性が股関節に響いて悪影響を与えている可能性と、固定したスピードで走り続けることで運動連鎖が偏る可能性があります。外を走るときは自然にスピードを微調整しているため体幹を意識しながら走れますが、マシンの上だと速度をキープしようとして、少しずつ使いやすい筋肉を使ってしまうのではないかと考えられます。

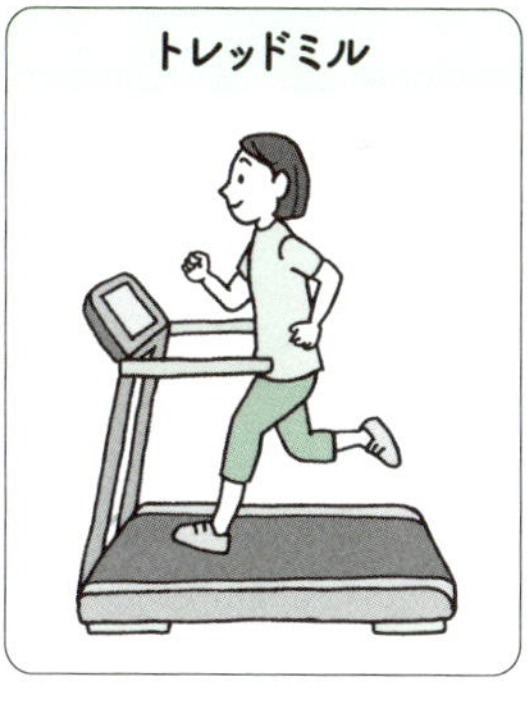

第4位は「**スクワット**」です。「筋力が衰えてきたのでスクワットを始めたら、股関節が痛くなった」ということが特に高齢の男性でよくあります。スクワットは筋トレの

代表格で、臀部や脚部などの筋肉を鍛えるものですが、鍛えられるのはアウターマッスルです。インナーマッスルは使わなくてもできるので、インナーとアウターに50％ずつ負荷をかけるのが理想だとしても、体幹にスイッチが入っていないとバランスが崩れてしまう可能性があります。

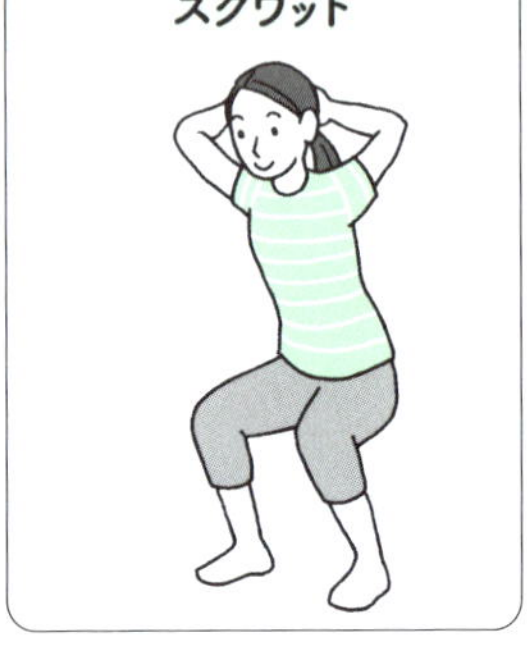

第5位は「**レッグプレス**」です。マシンに座った姿勢になり、足の裏で重りを押し出す運動です。スクワットと同様に下半身の筋肉を鍛えられますが、これも体幹を使わなくてもできてしまい、インナーとアウターのバランスを崩す問題を秘めています。スクワットとレッグプレスは股関節を深く曲げるので、Ｃａｍインピンジメントが起こりやすい姿勢です。

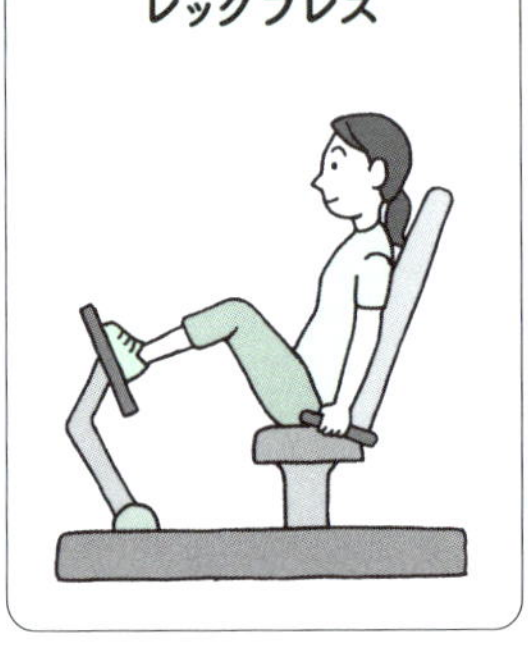

第6位は「**脚の上げ下げ**」。横向きに寝て、上側の脚を上下にスイングするもので

す。理学療法士やセラピストの方が推奨されることもあるトレーニングです。中殿筋ばかりを鍛えてしまい、バランスが崩れてしまうことがあります。

ヒップクラムシェル

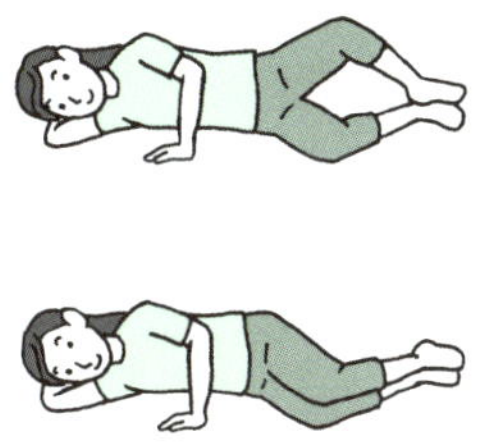

第7位は「**ヒップクラムシェル**」。横向きに寝て、股関節と膝が90度になるように曲げ、膝を開いたり閉じたりするものです。美尻効果があるといわれ、トライする女性が多いですが、調子を崩す方がいます。

1位から7位まで挙げましたが、**どれも炎症が強いときに行うと逆効果になってしまう可能性があります。股関節に不調を感じたら、いったん中止することを考えましょう。**

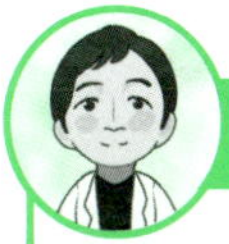

Jimmy's CHECK!

炎症があるときの筋トレはNG
運動を行うなら「Hip3」を

炎症があるのに筋力をつけるトレーニングをすると、痛みを誘発する原因になります。また、一つの筋肉を極端に鍛えると、アウターマッスルとインナーマッスルとのアンバランスが助長されて運動連鎖が崩れる恐れがあります。炎症があるときは4章で紹介した「Hip3」をおすすめしています。

股関節に負担の少ない おすすめの運動ランキング

続いて、**股関節が痛くてもできる、おすすめの運動**をランキングで紹介します。

第1位は「**Hip3**」（92〜105ページ参照）＋「**ストレッチポール**」（110〜111ページ参照）です。これをトレーニングの中心に据えていただけたらと思います。

時間がなければ、朝起きてすぐに20秒でもよいので、ストレッチポールの上に乗ったり、バード&ドッグの「ドッグ」だけでもやるようにしてください。生卵を背中に乗せて、それを落とさないイメージで行うのがポイントです。

バード&ドッグ

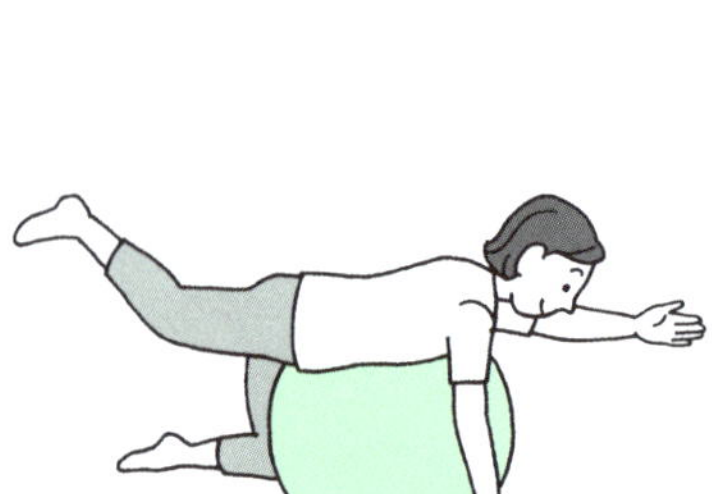

第2位は「**マッサージ**」です。深呼吸をしながら手で股関節のあたりをゆっくりさするだけで、痛みや緊張をやわらげることができます。運動ではありませんが、アウターマッスルの緊張を緩和させることでインナーマッスルのスイッチを入れて、ストレングス系のトレーニングに進むためのベースになります。

第3位は「**水中の運動**」です。水中ウォーキングやアクアビクスなどは体重をかけずに動かせるため、痛みを伴うことなくできます。また、心身ともにリラクゼーションでき、自然にアウターの筋緊張を緩めてインナーにスイッチを入れやすくなります。クロスモーションの獲得にも有用です。平泳ぎやバタ足は、痛みを感じる場合は避けましょう。

水中の運動

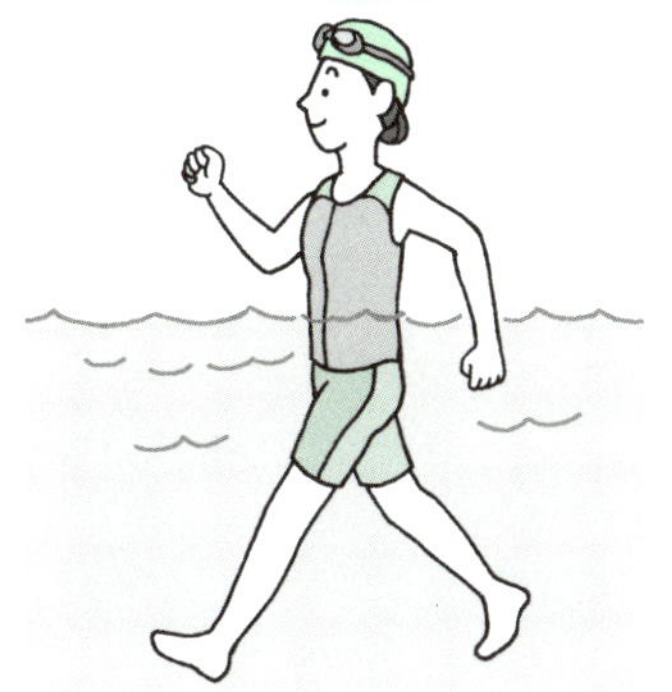

第4位は「**ストレッチ**」です。可動域にも個人差があるので、股関節に痛みを感じる姿勢を避ければ、やり方は自由です。注意するべき原則としては、①時間は最低20秒、②伸ばす筋や部位を意識する、③痛くなく気持ちいい程度に伸ばす、④呼吸を止めないように意識する、⑤目的に応じて部位を選択する、とされています。

第5位は「**ヨガ・ピラティス**」です。よい体幹トレーニングで、楽しく続けやすい運動だと思います。ただし、可動域を超えるような体勢は取らないよう注意しながら、自分の状態に合わせて無理なく行いましょう。ピラティスのなかでもマシンを使ったものは専門家の指導を受けながら行うことをおすすめします。

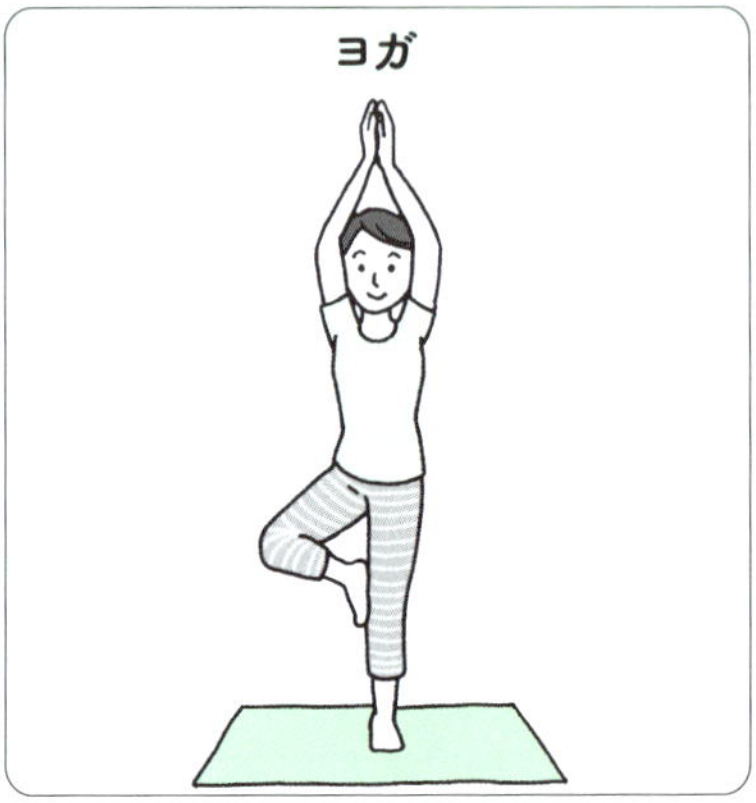

第6位は「**エアロバイク**」と「**クロストレーナー**」です。有酸素運動では、この2種類をおすすめしています。わずかな動作で股関節が動くことが股関節にとっては

負担がなく、正しい量の関節液が分泌されて潤滑がよくなることがわかっています。そのような点でエアロバイクは理にかなったものです。クロストレーナーは上半身と下半身を連動して動かすことで自然と腹斜筋や腸腰筋のスイッチが入ります。

クロストレーナー

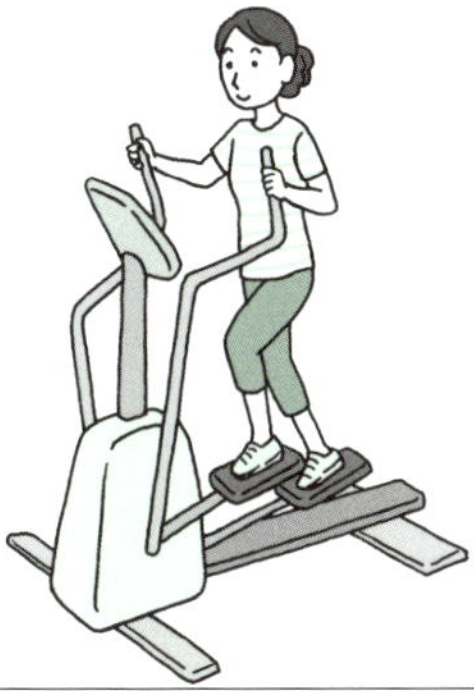

これらは股関節に負担の少ない運動とはいえ、無理をしないことが大切です。運動をした翌日の朝、股関節の状態をモニタリングしてみてください。そのとき痛みや違和感があるようなら、前日に行った運動が合わなかったり、現在の自分の限界を超えていたりする可能性があります。自分に合った運動を安全に行いましょう。

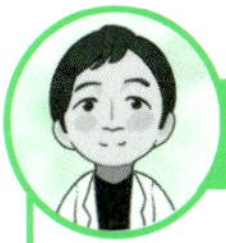

Jimmy's CHECK!

股関節に負担の少ない運動でも無理は禁物！
少しずつ運動量を増やすのがベター

大谷翔平選手にたとえれば「いきなりブルペンで 160km の速球を投げてはダメ」といえます。無理をすると、また炎症が起こって同じ症状が生じてしまいます。慣れている運動でも徐々にやるようにして、翌朝の状態を確認して「大丈夫だな」と感じたら少しずつ負荷を上げていきましょう。

股関節痛を予防するには

日常生活に大きな支障をきたしてしまう股関節痛は、痛くなる前に予防することが大切です。これまでにもご説明しましたが、アウターマッスルが緊張して痛みの症状を出していることが多いので、それを緩めて腸腰筋を機能させる必要があります。

近年、スポーツの現場では積極的にケガをしないことを考えた練習メニューを取り入れています。

たとえば、**サッカー選手の傷害予防プログラムに「FIFA11+」というものがあります。これは前十字靭帯の断裂を防ぐために開発されたもので、トレーニング前に行うことで実際に前十字靭帯を含めた膝のケガが減少したとの論文も発表されています。**スポーツ医学をはじめ、予防のための介入をするのが医師の使命で、ケガや痛みで悩む人がいなくなることが大事だと考えています。

そのようななかで、私と共同研究をしていただいている先輩がチームドクターを務めている**Ｊリーグのユースチームに「Ｈｉｐ３」を導入してもらったところ、股関節をケガしても復帰する時間が短くなったというデータが出ています。**勝つための練習も大事ですが、体がしっかりつくられるような練習メニューを考えることも大事です。

「コーディネーショントレーニング」という手足や指など全身の各部位を協調して動かすトレーニング方法では、筋肉を鍛える筋トレとは違って「運動神経」とよばれる素早く適切に体を動かす力が鍛えられます。このような力が成長するのは12歳までといわれていますが、大人でも運動能力やスポーツパフォーマンスを高め、バランス感覚、反応速度、柔軟性、姿勢などが改善できます。今後「Ｈｉｐ３」での目的を達成しやすいような工夫、さらに股関節によいトレーニングのセットを開発していきたいと思います。

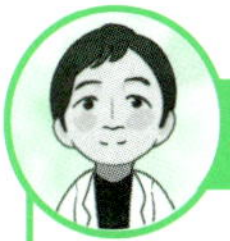

Jimmy's CHECK!

ストレッチ＋体幹スイッチオンで
ケガや痛みを予防する

誰もが安全にプレーできるよう、習い事くらいのレベルでもすべてのスポーツで、ストレッチに加え、体幹にスイッチを入れることを準備運動として行うべきだと思っています。「Hip3」はケガの予防や軽症化に役立つほか、日常生活での動作がスムーズになり健康維持にも有効です。

Column

知っておきたい
股関節の豆知識

06

股関節の手術を経て復帰したアンディ・マリー選手

24年パリ五輪を最後に、惜しまれながら37歳で引退したイギリスのアンディ・マリー選手。彼は男子テニスの元世界ランキング1位で、2012年ロンドン五輪と16年リオデジャネイロ五輪では2大会連続で男子シングルスの金メダリストとなりました。

しかし、17年からは股関節の故障で選手生命に関わるような不調に苦しめられます。股関節鏡手術を受けても痛みが取れず、あらゆる治療を試し、何度も復帰するもののベストのパフォーマンスには戻らず、現役引退を表明するのです。それが人工股関節の手術の一種である「表面置換術」という手術を受けると、リハビリを経て約半年後に現役復帰。2019年からまた5年間プレーを続けることができました。それまでテニスのような激しいスポーツで、人工関節を入れてトップ50までの復帰を果たした例はなかったため、彼の活躍はスポーツ医学界にとっても大きな出来事といえました。

ネタバレになるので詳しくは書きませんが、2019年に公開された『アンディ・マリー：再起までの道』というドキュメンタリー映画は、彼が股関節の不調で苦しみ、再起するまでの長い道のりを追ったものです。心の葛藤まで描かれ、医療従事者として考えさせられましたが、みなさんにもおすすめしたい映画です。

第6章

Dr.Jimmyがアドバイスする股関節治療法

股関節の治療にはどのようなものがあるのでしょうか。Dr.Jimmy が実践している方法にもとづいて、現在の股関節治療法についてアドバイスします。

基本的な診察から診断、治療方針の決定まで

ここでは股関節の痛みを訴えて外来に来られた患者さんに、どのような診察を行い、どうやって診断をし、治療方針を決定しているかを、簡単にご説明します。

◎問診・診察…初診のときには問診票にさまざまな情報を記入していただいた後、直接、現在の自覚症状やこれまでの病歴などについてお話をうかがいます。「レッドフラッグ」とよばれる症状（138〜139ページ参照）があるかどうかを確認し、それが続いているような場合は早急に対応する方法を考えます。

◎検査…X線やMRIの撮影を行います。私は正面からのX線だけでなく、**フォールス・プロファイル・ビュー（False profile view）という撮影法で、体を斜めに向けて立った状態でも撮ります。**この方法だと、正面からはわかりにくい寛骨臼形成不全を見つけたり、関節の隙間の狭さ、はまり具合などを確認することができます。また、

Ｃａｍ変形（38～39ページ参照）を見つけるにはダン・ビュー（Dunn view）という撮影法も有用です。ＭＲＩ検査ではＸ線の画像には写らない股関節唇損傷や初期の軟骨損傷、大腿骨頭壊死などがわかります。肉離れなどの関節外所見も見逃さないようにします。

◎診断…構造的に安定型か不安定型かなど、股関節のタイプを見て、今後どうなっていく可能性が高いかを見極めます。安定型の場合は、リハビリテーションによって改善していくケースが多いです。

◎治療方針決定…**痛みが強いときは内服薬を処方したり、股関節のなかに炎症止めの注射を打ったりして炎症を取ることを試みます。**診察所見のなかで骨盤の動きや腸腰筋の機能を確認し、リハビリテーションの伸びしろを把握して、数カ月様子を見ます。その後、痛みが取れなければ、手術という選択肢を勧めるべきかを判断します。

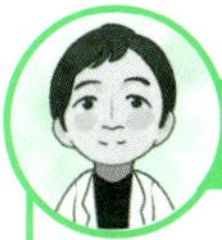

Jimmy's CHECK!

変形性股関節症の経過中に痛みがなくなる人がいる？

変形性股関節症はずっと症状が悪くなる一方とは限りません。かなりの割合で経過中に安定して“踊り場”といわれる状態に到達できることがあります。「骨棘」とよばれる突起状の骨が形成されることで関節が安定化することもあり、ステロイドやヒアルロン酸の注射で炎症を緩和しながら様子を見ていきます。

特に重篤な症状「レッドフラッグ」について

レッドフラッグ（Red Flag）とは、「注意するべき危険信号」のことですが、医療では**「見逃してはいけない疾患を示唆する徴候や症状」を意味します**。ここでは、特に気をつけていただきたい股関節のレッドフラッグを四つ挙げておきます。

まず一つめに、「夜に痛くなる」「じっとしていても痛い」という人。夜寝ているときに痛くて目が覚めるとか、寝返りを打つのも痛くてつらい、座っているだけでも痛いというのは、やはり股関節に何らかの異常があることを疑わなければなりません。

二つめに、「普通に歩けない」という人。脚を引きずらないと歩けない、わずかな距離しか歩けない、というのは股関節が正常に機能していないためだと考えられます。

三つめに、「痛みが急激に起こった」または「ケガがきっかけだった」という人。転んでからとか、スポーツ中に痛くなった、ある時期から痛くなったということがはっきりしている場合、骨折や肉離れなどがないか確認するべきです。

四つめは、「がんを経験した」または「ステロイドを使ったことがある」という人。股関節まわりの骨は血流がよいため、がんが転移しやすい場所でもあります。たとえば、股関節の病的な骨折が原因で、初めて乳がんが見つかるような人もいます。ステロイドについては少量なら使用しても問題ないことが多いですが、突発性難聴の治療などで大量のステロイドを使った場合は注意が必要です。

私には柔道整復師や鍼灸師、アスレティックトレーナーの友人がたくさんいますが、いつもお願いしているのは**レッドフラッグに当てはまる患者さんには一度、整形外科を受診していただくことです。**施術を続けているうち、状況が悪化してしまうこともあるため、いったん画像検査などを行って正しい診断を受けてほしいと思います。

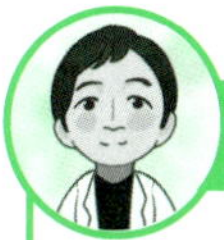

Jimmy's CHECK!

リハビリやマッサージは整形外科で診断を受けてから

痛みがあるとき、整骨院や鍼灸師などの先生を頼ってもいいですが、画像を撮らずに施術を始めることにはリスクがあります。整形外科医の立場としては治療もリハビリテーションも診断ありきです。整形外科でX線やMRI、CTなどの画像検査を行い、診断を受けてからにしていただければと思います。

関節温存手術には「旬」がある

股関節の手術のなかでも、受けるべきタイミングが限られているものがあります。**「関節温存手術」といって、ご自身の関節軟骨を守るために行う手術**で、新しい人工の関節を入れる手術とはコンセプトが異なります。古くから実施されてきた関節温存手術に「骨切り術」があります。**私の専門分野でもある「股関節鏡手術」**は、アメリカで2000年頃、日本では2010年頃から行われるようになりました。これらの手術には「旬」があります。対象となるのは股関節に痛みがあっても軟骨損傷が軽く、まだ変形性股関節症に至っていない人に限られます。

タイミングを逸してしまうと、骨切り術や股関節鏡手術をしても症状が取れないことがあります。一時的に炎症が取れても痛みが戻ってしまうと、関節温存手術の意味がなかったと感じられ、患者さんおよび医療者にとって幸せなことではありません。

骨切り術は入院期間も長く、体への負担も大きな手術です。股関節鏡手術は比較的短期間の入院で、体の負担も少ないです。股関節鏡手術を受けてから長期間にわたって痛みがなく過ごせれば、いずれは人工股関節の手術が必要になっても、その時期を遅らせるタイムセービング（時間稼ぎ）ができます。

股関節鏡手術の目的は、損傷した股関節唇を修復することと、大腿骨のCam変形を内視鏡を使って切除することです。狭い関節内を観察するために内部を水で膨らませ、股関節の周囲に2～3カ所の穴を開けて内視鏡と器具を入れて手術します。関節包を切開した場合は修復を待つ必要があり、手術後のリハビリテーションが重要です。

私が実施している関節包の切開長が小さい股関節鏡手術では、すぐに荷重が許可できるケースが多く、術後3カ月での復帰をめざしています。

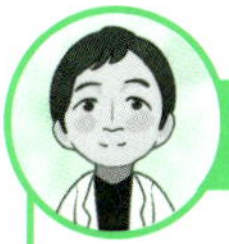

Jimmy's CHECK!

手術を受けるかどうかは メリットとリスクを総合的に考えて

股関節の手術は年々術式が改良されて成功率は向上し、合併症のリスクも低くなっています。しかし、どのような手術でも適している人の条件に当てはまらなければ期待する結果が得られないこともあります。手術で得られるメリットとリスクを総合的にしっかり考えて、行うかどうかを決める必要があります。

再生医療はどこまで期待できるか？

近年、再生医療が注目されています。その定義は難しいのですが、自然な経過をたどれば悪化していくものを、人の体がもつ細胞や組織の再生する力を利用して現状よりよくなる方向にもっていくことをめざす医療、というのが妥当かと思います。

ヒアルロン酸の関節内注射は厚生労働省が保険診療として認可しているもので、十分なエビデンスのある治療です。2～4週間に1回くらいのペースで注射をすることで痛みを軽減する効果が期待でき、繰り返し打っても有害性が極めて低いとされています。とはいえ漫然と何年も続けるのはよくないため、半年に1回は画像診断をして改善に向かっているのか悪化しているのか見極めながらやっていくべきだと思います。

ヒアルロン酸の次の手段としては「PRP」と「幹細胞培養移植」という治療が再生医療等安全性確保法にもとづいて実施されていますが、保険の適用外です。**PRPは**

「自己《じこ》多血小板血漿《たけっしょうばんけっしょう》」などと訳され、自分の血液から血小板を濃縮する処理をしたものを関節内に注射する治療法で、痛みの軽減と運動機能の向上が期待できます。比較的安価でエビデンスも構築されているため、一度試してみる価値はあるかと思います。

幹細胞培養移植は、さまざまな細胞に分化できるといわれる間葉系《かんようけい》幹細胞を脂肪や滑膜などの組織から抽出し、培養して増殖させて関節内に注射する方法です。送り込まれた細胞自体の働きや周囲への働きかけによって、組織の修復が行われます。

どの治療法も効き方には個人差があり、単純に比較することはできません。たとえるなら、ＰＲＰは修復メカニズムを活性化する優秀な司令官の投入、幹細胞培養移植は骨になる能力の高い優秀な兵隊の投入といえるでしょうか。高額になることもあるので、しっかりと説明を受け納得したうえで治療を受けるかどうか判断してください。

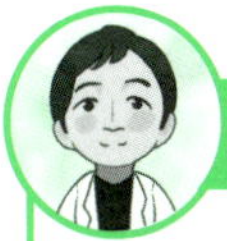

Jimmy's CHECK!

再生医療でできることはまだまだ人工股関節置換術には及ばない？

「再生医療が進歩すれば、人工関節にせずに済みますか？」と聞かれることがあります。たしかに再生医療分野の研究はどんどん進んでいます。しかし、ブレイクスルーが起きない限り、今後20年くらいの間に人工股関節と同等、またはそれ以上の成績を得ることは現実問題として難しいと思われます。

人工股関節置換術は画期的な手術

人工股関節置換術は、20世紀中に開発された医療技術のなかでも最大の発明の一つとされ、**股関節の痛みや機能障害で困っている多くの患者さんに恩恵を与えた画期的な手術です。**１９９０年代に現在のような形となってからは、25年以上維持できている人が全体の９割以上。骨盤側に設置するソケットの内側にはめて軟骨の役割を果たすライナー部分の摩耗が問題でしたが、改良された現在のポリエチレンライナーは90年代のものと比較してさらに5倍も長持ちすると考えられています。

以前の人工股関節のライナー部分は、10年間で１・７ミリほどすり減っていたというデータがあり、30年くらいすると緩んで入れ直す手術をしなければならない人が出てきていました。**それが現在のものでは、10年間でわずか0・3ミリしかすり減らなくなっています。つまり、１００年持続しても理論上は何の不思議もないわけです。**

また、近年では筋肉を切らずに人工股関節を挿入する方法が広まり、以前よりも術後の回復が早くなりました。股関節の後ろ側を切開して行う「後方アプローチ」の方法に比べ、**股関節の前側を切開して行う「前方アプローチ」という方法では脱臼のリスクが10分の1になったというデータもあります。**脱臼を防ぐため、以前はしゃがむ姿勢、横座り、あぐら、椅子に座って脚を組むことなどは制限されていました。私は主に前方アプローチで手術を行っています。

人工股関節の十分な安定性を術中に確認できた場合、してはいけない姿勢は特に設けていません。私の患者さんで人工股関節手術を受ける方の4割はスポーツ復帰をめざしており、クラシックバレエに復帰された方も多数いらっしゃいます。ただし、股関節に激しい衝撃を与えるスポーツでは、長期的にどのような影響があるか検討される必要があります。

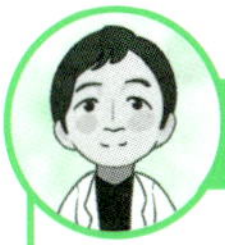

Jimmy's CHECK!

人工股関節を入れた後のスポーツ復帰の考え方

スポーツ復帰に否定的な整形外科医も少なくありません。許可している場合も一般的にサッカー、ラグビーなどの接触の多いスポーツ、フルマラソンのような負荷の高いものは避けるべきとされています。バレエやヨガにも脱臼しうる姿勢があります。主治医の先生と相談して検討していくことが重要です。

人工股関節置換術を受けるか悩んだら

人工股関節については、患者さんの考え方も体への適応もそれぞれです。痛いのを我慢したり痛み止めでごまかし続けるよりは……と考えて決意する人も多いです。手術を受ける時期を悩まれるかもしれませんが、ほとんどの場合、手術そのものの難易度は明日でも5年後でも、変形が多少進んでも大きく変わることはありません。

手術を遅らせるリスクとしては、そのまま何年も様子を見ていたら、逆側も悪くなる可能性があることです。両側が悪くなって共倒れの状態になると、日常生活の制約はより強くなります。変形性股関節症の原因は骨格によるものが大きく、片側にCamや寛骨臼形成不全がある場合、反対側にもあることが多いです。症状のあるほうをかばって生活していると、痛くない側にも負荷がかかり悪化するおそれがあります。

さらに**問題なのは、隣接する関節にも影響が出ることです。片側の股関節の軟骨が**

すり減って隙間が狭くなることで、左右の脚の長さが違う人も珍しくありません。するると、その状態に順応しようとして骨盤が傾くようになり、腰椎や仙腸関節に障害が出てきます。逆側の膝や足首にも、かばおうとする代償動作が働いて痛くなってしまいます。その後、人工股関節の手術をするときには違う長さで順応していた脚を左右揃えるため、腰痛や膝の痛みが残ってしまうことがあります。

もう一つ、**変形性股関節症になるとまわりの筋肉がこわばって関節包が固まり動かしにくくなるため、可動域が制限されます。**そのため、人工股関節で痛みはなくなっても、手術前のように伸ばすことができず、パフォーマンスが取り戻せないことで満足度が下がる可能性があります。スポーツ復帰を念頭に置いているなら、可動域制限がひどくならないうちに手術を検討するのも一つの考え方でしょう。

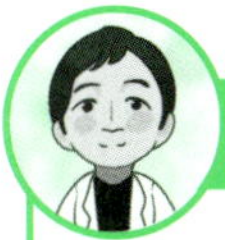

Jimmy's CHECK!

痛みをなくすだけではなく
快適な生活を取り戻してもらうために

人工股関節置換術を受けた患者さんは「痛みが思い出せない」「我慢した時間がもったいなかった」といいます。一方、脚が長く感じるなど違和感を覚える人もなかにはおられます。脱臼のしにくさや体への負担なども考慮しながら、安全性や快適性を優先して手術を行っています。

股関節の主な手術の概要

◎骨切り術

一般的に比較的年齢が若く、関節がそれほど傷んでいない場合に行われる手術です。骨盤側または大腿骨側の骨の一部を切り、位置を変えるなどして、股関節の形を整えることで症状を改善させます。適切な時期に行えば、将来的に人工股関節置換術に至らずに済む人もいます。

手術後は関節に少しずつ負荷をかけていく必要があり、入院期間やリハビリテーションの期間は2カ月程度と長くなります。

◎股関節鏡視下手術

股関節周辺に約1センチ程度の小さな穴を2~3カ所開け、そこから内視鏡などの器具を入れて治療する手術です。股関節唇の損傷した箇所を縫い合わせたり、骨が出っ張った部分を削ったりする治療が可能です。傷が小さく体への負担が軽いことに加え、将来、股関節唇損傷や大腿骨寛骨臼インピンジメントが進行して変形性股関節症になることを予防できることがエビデンスで示されています。

手術後は1カ月程度で脚に全体重をかけられるようになり、3カ月後くらいからスポーツができるようになります。

◎人工股関節置換術

股関節の損傷している部分を切除したあと、人工股関節に入れ替える手術です。骨盤のくぼみにカップ状の部品を取り付け、大腿骨にステムという土台の部品を差し込み、その先にボール状の部品を取り付けて組み立てます。近年は10センチ以下の傷で重要な筋肉や腱などを温存しながら人工関節を設置する方法が増えています。

手術後は翌日からリハビリテーションを始め、多くの場合で痛みはほとんどなくなり、生活動作の制限はほぼなくスポーツも可能です。人工股関節の耐用年数が延びたことで、若い年齢層でもこの手術を選択する人が多くなってきています。

股関節の痛みをなくしてはつらつと

いくつになっても、はつらつと元気に動ける体を維持したい――。そんな願いを叶えるカギを握っているのは、さまざまな姿勢や動作を支える要となる「股関節」です。

この本を手に取ってくださった方の多くは、程度の差はあっても、股関節に痛みや違和感など何らかの悩みをもっているのではないかと思います。少し専門的なことにも触れているので、難しいと感じられた方もいるかもしれませんが、痛みをなくしたいと思っているのであれば、股関節のしくみや病気について知ることが役立ちます。整形外科を受診する場合にも、医師の話をしっかり理解して、どのような治療を受けるか相談することができるでしょう。

また、自分自身で「Ｈｉｐ３」を中心としたエクササイズを行うことで、痛みの予防や改善をすることも可能です。実際、「Hip3」を続けただけで痛みが劇的に軽減したという人は少なくありませんので、ぜひ実践してほしいと思います。朝、目覚めた後、一度背伸びをしてから、「キャット&ドッグ」と「バード&ドッグ」を左右1回ずつ行うだけでも体幹トレーニングになり、「一歩目が痛くない」という状態を実感していただけるかもしれません。

症状が進んで手術という選択肢を選んだ場合も、多くの方は術後のリハビリテーションを経て日常生活に復帰され、軽い運動やスポーツなどを含め、やりたいことを楽しんでおられます。

術後も正しいインナーマッスルの使い方が大切ですので、「Hip3」を毎日の習慣にしてください。この本が股関節の悩みから解放されるための一助になれば幸いです。

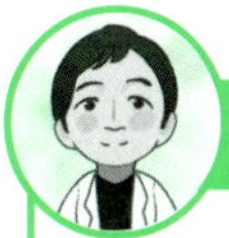

Jimmy's CHECK!

股関節の健康を維持すれば「健康寿命」を延ばせる!

日常生活で酷使している股関節に不調が起こるのは、ある程度は仕方のないことです。しかし、日頃からの心がけで股関節を守ることはできます。そして、元気にいきいきとした生活を送る「健康寿命」を延ばすことにもつながります。関節の痛みを解消して、"健康で長生き"を実現しましょう!

●著者

宇都宮 啓（うつのみや・はじめ） 愛称：Dr.Jimmy

医学博士・日本整形外科学会専門医・日本体育協会公認スポーツドクター・日本股関節学会学術評議員／股関節鏡技術認定医・ISAKOS Biologics Task Force・Asian Society for Hip Preservation Surgery 理事

●プロフィール

股関節鏡視下手術のスペシャリスト。Steadman Philippon Research Institute（米国）におけるバイオメカニクス研究の経験を元にした、最小侵襲の関節唇修復術を得意とする。人工股関節手術では筋肉を温存して行い、術後スポーツ復帰を目指す。股関節の機能診断とリハビリテーションが最重要と考え実践しており、セラピストからの信頼も厚い。約8割の患者さんは手術を必要とせず、リハビリテーションで満足のいく股関節機能改善が得られている。股関節および再生医療に関する英語論文、国際学会受賞歴多数。

YouTube チャンネル「股関節博士 Dr.Jimmy」では、股関節に関する情報をわかりやすく解説した動画を200 本以上アップしています。
本書と一緒にご覧ください。
https://www.youtube.com/@dr.jimmy-jimmy

編集協力／ミナトメイワ印刷（株）・（株）エスクリエート
執筆協力／戸田恭子
デザイン／小田 静
本文イラスト／高橋なおみ
校閲／谷口伸郎

股関節の痛みと悩みが消える本

2024年10月15日　初版第1刷発行
2025年 4 月 5 日　初版第3刷発行

著　者 宇都宮 啓

発行者 廣瀬和二

発行所 株式会社日東書院本社
〒113-0033
東京都文京区本郷1丁目33番13号 春日町ビル5F
phone：03-5931-5930（代表）
fax：03-6386-3087（販売部）
URL http://www.TG-NET.co.jp

印刷・製本　中央精版印刷株式会社

 ISBN978-4-528-02465-6